慢性病远程心脏监测

主 编 侯月梅 王红宇 曾建平

科学出版社

北京

内 容 简 介

　　本书介绍了远程心脏监测的发展历史、临床应用进展及其在慢性病诊疗过程中发挥的积极作用，以及心电图大数据在未来临床工作中的前景展望。内容涉及远程心电监测的设备研发、医院实践案例、法律规范和专家建议、存在的问题，以及大数据智能解决方案等。

　　本书内容丰富、资料翔实，适合临床医师、医学院校学生，也可以作为工程院系学生的参考用书。

图书在版编目（CIP）数据

慢性病远程心脏监测 / 侯月梅，王红宇，曾建平主编. —北京：科学出版社，2020.5
　　ISBN 978-7-03-064556-2

　　Ⅰ.①慢⋯　Ⅱ.①侯⋯ ②王⋯ ③曾⋯　Ⅲ.①远程医学–应用–心脏功能试验　Ⅳ.①R540.4

　　中国版本图书馆 CIP 数据核字（2020）第 035027 号

责任编辑：杨卫华　戚东桂 / 责任校对：张小霞
责任印制：赵　博 / 封面设计：龙　岩

科 学 出 版 社 出版
北京东黄城根北街 16 号
邮政编码：100717
http://www.sciencep.com
天津市新科印刷有限公司 印刷
科学出版社发行　各地新华书店经销
*
2020 年 5 月第 一 版　开本：720×1000　1/16
2020 年 5 月第一次印刷　印张：10 3/4
字数：200 000
定价：68.00 元
（如有印装质量问题，我社负责调换）

《慢性病远程心脏监测》编写人员

主　　编　侯月梅　王红宇　曾建平

编写人员　（按姓氏汉语拼音排序）

曹春歌（山西医科大学第二医院）

陈清启（青岛大学附属医院）

储　伟（中国人民解放军陆军特色医学中心）

范　平（新疆医科大学第一附属医院）

贡时雨（同济大学附属东方医院）

顾菊康（上海交通大学）

侯月梅（上海交通大学附属第六人民医院南院）

李　康（河北医科大学第一医院）

李春雨（济宁医学院附属医院）

李方洁（中国中医科学院望京医院）

李俊伟（山西医科大学第二医院）

李世锋（郑州大学第二附属医院）

刘　刚（河北医科大学第一医院）

刘　力（湖南省湘潭市中心医院）

刘　玲（中国人民解放军总医院第六医学中心）

刘　鸣（武汉亚洲心脏病医院）

刘　霞（上海交通大学医学院附属瑞金医院）

刘桂芝（郑州大学第一附属医院）

卢喜烈（中国人民解放军总医院）

马志艳（乌鲁木齐米东区人民医院）

石亚君（中国人民解放军总医院）

苏晓茹（河北医科大学第二医院）

孙兴国（中国医学科学院阜外医院）

王红宇（山西医科大学第二医院）

王丽华（中国人民解放军总医院第六医学中心）

吴宝明（中国人民解放军陆军特色医学中心）

吴岳平（厦门大学附属中山医院）

尹彦琳（中国医学科学院阜外医院）

曾建平（湖南省湘潭市中心医院）

张海澄（北京大学人民医院）

张旭敏（同济大学附属东方医院）

张永庆（三亚市人民医院）

钟杭美（陆军军医大学新桥医院）

前　言

　　本书是在远程医疗蓬勃发展的背景下，由中国医药信息学会心脏监护专业委员会第四届主任委员侯月梅教授和中国心电信息学会副主任委员兼秘书长王红宇教授组织专家、学者编写的一部关于慢性病远程心脏监测的专著，旨在对远程心脏监测的工作、实践及相关问题进行全面论述。其内容涵盖了远程心电监护发展历程、设备研发、临床实践、法律法规及大数据智能解决方案等方面。

　　全书的编写经过多次补充资料、修稿，历时两年。本书的编写人员都是慢性病远程心脏监测理论研究、设备开发、临床工作中的具体践行者，也是《中国远程心电监测专家建议》的提议者和编写者。读者可以通过阅读不同的章节学习他们的经验，并在以后的工作中进行深度交流。在此衷心感谢每一位参编人员。由于时间仓促及限于编者水平，书中难免有不足之处，恳请读者指正，以便再版时修正。

编　者

2019 年 12 月

目　录

第一章　远程心电监测发展简史

远程心电监测技术目前已成为一项非常重要的医学技术,是21世纪医学重点发展方向之一,受到世界各国政府和医学界的广泛重视,并在临床医学、急救医学、预防医学、保健医学、康复医学及灾难医学、运动医学、宇航医学等领域取得重要研究成果。在日常工作中,通过远程心电监测发现了部分患者的潜在危险因素并协助成功抢救了一大批危重患者。

在远程心电监测设备方面也有一批受到患者欢迎的先进技术成果,其使用方便、性能优越、价格合理,在网络技术方面的发展更为迅速,从单纯点对点的无线网络传送心电信息,到大量的互联网传送心电信息和相关的远程动态心电信息、远程动态血压信息,以及远程传送血氧、呼吸、血糖、睡眠等信息,这些技术在很大程度上满足了健康监护的需要,特别是慢性病监护的需要。

远程心电监测技术的发展可分为3个阶段:①第一阶段,远程心电监测技术的孕育阶段(1960年以前);②第二阶段,远程心电监测的有线电话传送阶段(1960～2000年);③第三阶段,远程心电监测的网络(互联网和物联网)传送和云计算阶段(2000年至今)。

第一节　远程心电监测技术的孕育阶段

在心电图诞生之前,中国于公元前5世纪就创立了脉诊学(图1-1),用以了解人体健康和疾病的关系,更有"宫廷悬丝诊脉"的记载,这是探索远程脉搏搏动节律以诊断疾病的一种方法。从某种意义上讲,这可能是远程心电监测技术的启蒙时代。

真正的远程心电图是和心电图同步诞生的,1903年,荷兰莱顿大学生理学教授Einthoven真正实地记录出人类第一幅心电图,为了避免干扰,他用一条长长的导联线在1500米外远程记录出人类的第一幅心电图形(图1-2)。

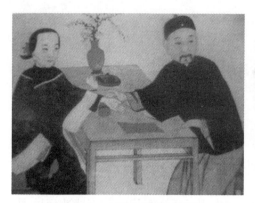

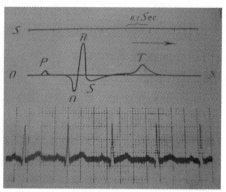

图 1-1　中国古代的诊脉图　　　　图 1-2　心电图之父 Einthoven 用他发明的弦线
式心电图机记录的第一份心电图谱

目前，国际公认荷兰莱顿大学生理学教授 Einthoven 为心电图之父（图 1-3）。由于此研究，他于 1924 年被授予诺贝尔生理学或医学奖。他开创了心电图技术和远程心电图方法。1927 年，他因腹部肿瘤逝世，但他对心电图的开创性贡献永远值得后人纪念。

图 1-4 是 Einthoven 教授早期研制的各种弦线式心电图机，体积庞大，操作不方便，他当时就是用这些心电图机记录出第一批人类心电图图谱的。

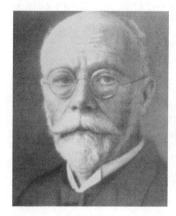

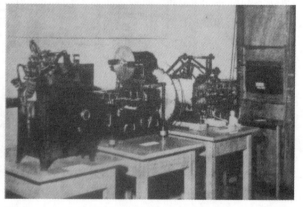

图 1-3　心电图之父——荷兰莱　　图 1-4　Einthoven 教授等制作出的世界上第一批心电图机
顿大学医学院院长、生理学教授　　　　　　　　（弦线式）
Einthoven（1860—1927）

1903 年的心电图记录技术非常原始，是将双手泡在心电图机正负电极水桶中，由此记录心电图。其干扰信号也很大，但是在 1903 年能做到这样已经是一件非常不容易的事情（图 1-5）。

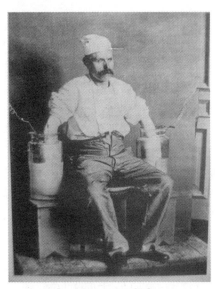

图 1-5　1903 年发明心电图机时检测心电图的照片

受检者要将双手分别浸泡在心电图机正负电极的水桶中才能检测获得心电图形

以上内容提示远程心电技术已在孕育之中。

第二节　远程心电监测的有线电话传送阶段

一、有线电话传送心电图的基本原理

有线电话传送心电图的原理：一般在家中将患者的心电信号（多数是单导联心电信号）采集到一个集成线路内，使这种心电电压信号经过调制器转换成心电音频信号，再通过家用电话系统传送到医疗机构的心电分析中心，心电分析中心用解调器将患者传送过来的心电音频信号恢复成心电电压信号，再将该心电电压信号放大并记录在心电图机或在心电显示器上显示出来，供诊断应用。这种方法简单、实用、易行。

这种技术在 20 世纪 60 年代逐渐成熟，并在欧美、日本等国家迅速开展应用。当时有 3 个因素促进了远程电话传送心电监护技术的发展。

（1）心脏起搏器的发明和应用，安装心脏起搏器后的心电监测是非常重要的，早期的心脏起搏器故障较多，必须经常到医院复查心电图以了解起搏器的性能。采用电话传送心电图，患者在家中就能让医师监测起搏器的起搏功能状况，方便了植入起搏器的患者。

（2）美国的一些海岛地区远离大陆，海岛地区的医师大部分不会阅读心电图，不能正确出具心电图分析报告。尽管有心电图机设备，但是其不能很好地发挥作用。因此可采用远程电话传送心电图，将患者的心电图形通过电话传送的方式传送到大陆上医疗技术比较好的医院进行会诊，得到正确的心电图分析报告，之后再传给海岛上的医师，供诊疗患者时参考，大大提高了心脏病患者的诊断质量，受到海岛医师和患者的欢迎，当时有线电话传送心电图已被美国海岛上的医疗机构广泛使用。

（3）宇航员在太空的生理健康状况信息是航天事业发展的重要因素之一，美国投入大量资金和技术力量研究远程实时监测太空宇航员心电信息技术，并取得重要成果，实现了地面对太空宇航员心电图的实时监控。太空宇航员的心电监护采用无线远程心电传送，但费用昂贵，未能在民间推广。

二、国外主要研究

美国、英国、日本、德国、以色列等是采用有线电话传送心电图的主要研发国家。

1. 美国　早期在一些社区和家庭医师中应用有线心电监护，也有一些医院开展了不少研究工作。美国的主要产品中，CBM 型双腋下石墨塑胶电极电话心电图设备（图 1-6）和手表式电话传送心电图设备（图 1-7）使用最为广泛。

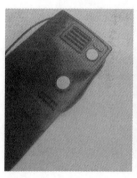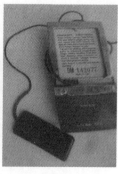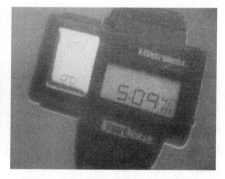

图 1-6　CBM 型双腋下石墨塑胶电极电话心电图　　图 1-7　手表式电话传送心电图设备
　　　　　　　　记录装置

（1）CBM 型双腋下石墨塑胶电极电话心电图设备：需要记录心电图时，将双电极分别夹于腋下，并对准电话机的话筒，按下开关，记录的心电实时信息即通过电话传送到医院的心电分析中心，一般几分钟内就会反馈心电信息的口头报告。

（2）手表式电话传送心电图设备：该设备一般戴在左手腕，使用时用右手拇指按压手表的把手，此时即形成标准单导联的心电图通路，并发出和心电图相应频率的声音。如将手表靠近电话机话筒，即可将该种心电音频信号发送到指定的心电分析中心，生成心电图图形并记录在相应图纸上，一般 1~3min 即可获得心电分析初步报告。如果平时不记录心电图，该设备可以作为电子手表使用。

2. 德国 早期使用 SM-100 型胸前悬挂式远程心电监护仪。如有心脏不适，用手按压胸前佩戴的 SM-100 就可以记录 30s 的心电图，并可通过电话传送给医院心电分析中心，获取分析结果报告（图 1-8）。

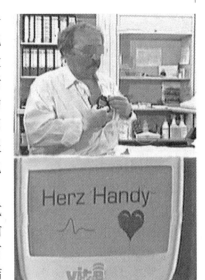

图 1-8 德国 SM-100 型胸前悬挂式心电图设备

3. 日本 常用的有 CG-2100 型电话传送心电图设备（图 1-9），其可以随时通过电话发送心电图。此外，还有 CG-6016 型电话传送心电图设备（图 1-10）。该设备平时使用时需要将电极贴于受检者的胸部皮肤上，当有心慌、胸闷等症状时，患者按下记录开关，其可自动记录按下开关前后 32s 的心电图信息。此后可通过电话将该信息传送给医院的心电分析中心，得到心电图的分析报告。该设备使用方便，可随身携带，并可随时记录患者的心电图形，1993 年在日本风靡一时。

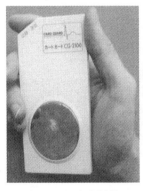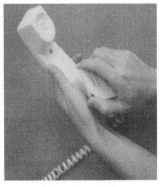

图 1-9 日本常用的 CG-2100 型电话传送心电图设备

此外，日本还研发了 CG-7100 型 12 导联远程电话传送心电图设备和钢笔式随身携带的电话传送心电图设备（图 1-11）。以上所述除 CG-7100 为 12 导联心电图外，其余均为单导联心电图（操作相对方便，适合家庭和个人保健使用）。这些设备只能诊断心律失常，进行心肌缺血的诊断时其价值就会受到明显影响。

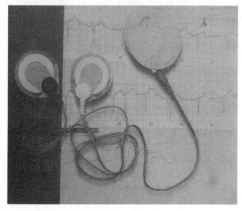

图 1-10　日本的 CG-6106 型电话传送心电图设备

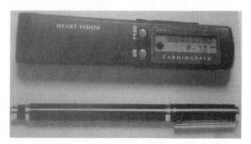

图 1-11　日本研发的钢笔式随身携带的电话传送心电图设备

4. 英国　斯旺西大学医学院的 Julian Halcox 教授在 2017 ESC（欧洲心脏病学会）大会上公布了一项英国单中心随机对照研究（REHEARSE-AF）结果，旨在评价 AliveCor 联合移动设备（图 1-12）较传统筛查方式是否可以更早地探知并确诊心房颤动的发生，以便早期干预治疗，减少严重并发症的发生。

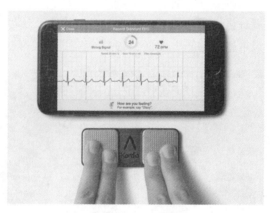

图 1-12　AliveCor 的心电监测设备联合智能移动设备记录、分析，并上传用户心电数据

三、国际远程心电监测在临床、社区医疗和预防保健方面的应用

美国对发生心房颤动（简称房颤）的患者实施射频消融术后，用电话传送

心电图并将其作为术后疗效评价，取得了较好的效果。早期的射频消融成功率并不高，而术后复发率很高，但不少术后患者在房颤复发后没有症状，也未做心电图监测，被误认为已治愈。Senatore 等对电话传送心电图监测、常规心电图监测和动态心电图（Holter）监测 3 种方法进行了对比研究，观察 4 个月，结果显示，电话传送心电图监测房颤的发生率为 27.8%，而常规心电图和 Holter 监测的房颤发生率仅为 13.9%，表明电话传送心电图监测优于常规心电图与 Holter 监测。

以色列在社区广泛开展电话传送心电图医学保健的应用，不少家庭具有电话传送心电图设备。例如，以色列 Hadassah 大学医学院在冠心病重症监护室（CCU）内设有远程电话心电图诊断中心，心电分析中心有专职的医护人员值班，为在家中的心血管疾病患者传送的心电监测结果提供咨询服务，方便了患者，明显减少了患者乘救护车来医院急诊的次数。

日本从 1986 年起就开展了电话传送心电图工作，在设备研发、临床应用和预防保健及急救医学方面均有大量文献报道。日本大学附属板桥医院小泽友纪雄教授团队近 30 年来一直致力于远程心电监护工作，并积极开展与中国等国家的学术交流。自 1986 年开始，日本的医疗设备企业开发了各种远程心电监护设备，而近年来主要的研发企业是日本 Card Guard 株式会社，产品均为"CG"系列。该公司早期致力于对出院患者进行心电图监护和随访，现在研究的重点转为预防医学和保健应用，并取得一系列成果。2004 年小泽友纪雄教授出版了《电话传送心电图和临床》，该专著详细介绍了日本的电话传送心电图发展史和主要经验。日本早期开展了救护车的电话远程心电监护，提高了急症救护效果。

日本的医学特色是广泛开展预防和保健医学，并取得了出色成果。例如，日本埼玉县的 2400 名学生采用 CG-2100 型电话传送心电图设备进行健康监测，现场采集，然后发送到心电分析中心，由此发现了一些长 Q-T 间期和 Brugada 综合征可疑学生。日本冲绳和青梅地区开展马拉松比赛时，小泽友纪雄教授等对 1434 名拟参赛的运动员使用 CG-2100 型设备进行远程心电监测，发现 179 例心电图异常（主要是束支传导阻滞、室性和室上性期前收缩、ST-T 改变、心房颤动、预激综合征等），这些异常选手被禁止参加比赛，从而明显降低了马拉松运动意外事件的发生率。

德国沙利太医院在诊所内对 4 万例电话传送心电图病例进行分析，认为该技术对急性心律失常的早期诊断、药物疗效和不良反应的监测有重要意义。

意大利的 Molinar 等公布了心脏远程监护中心分析和对周围 700 多个诊所进行的 106 942 例次的监测结果。其中 61 908 例次是正常心电图（57.9%）；对 27 947 例次（26.1%）受检者进行药物剂量调整；11 503 例次（10.8%）心电图异常，建议他们到心脏专科进一步诊治；5584 例次（5.2%）患者因心电图严重异常，被劝告住院治疗。实践证明，远程心电监护对诊所具有重要的指导价值。

印度孟买 Barmade 的研究报道：从患者家中电话传送心电监护信息开始，到收到医师反馈的评估报告，平均时间为 8min，因此认为这是一项有用和快速获得心电诊断信息的方法。他对 1050 例患者的资料进行分析，发现其中异常心电图共计 312 例（29.7%），包括窦性心动过缓、房性和室性期前收缩、心房颤动、一度房室传导阻滞、室内传导阻滞、起搏器心律、心房扩大、陈旧性心肌梗死、左心室肥厚、长 Q-T 间期综合征等。

荷兰南荷兰省的 Perters Lims 等开发了一款家庭保健用的远程医学监护设备并投入使用，其具有心电图、血氧饱和度、血压、呼吸的联合监护等功能。相关人员还专程来上海介绍了他们的研究成果。

此外，在挪威、丹麦、芬兰、瑞典、俄罗斯、墨西哥、萨尔瓦多、智利、西班牙、乌克兰、英国等国家均有许多远程心电监测相关的研究报道。

四、中国有线电话远程心电监测的发展

在 20 世纪 70 年代，我国已在登山运动员中开展远程心电监测研究，主要是登山运动员携带心电记录盒记录其在登山过程中的心电变化，为登山生理学研究提供了心电改变的科学依据。当时还开展了宇航员在高空中的心电变化探索。我国于 1979 年在上海瑞金医院首次将电话传送心电图应用于临床（采用美国的电话传送心电图设备），并于 1993 年在《中华内科杂志》上发表了相关的研究结果，其中监测到一批常规心电图未能检测到的阵发性心房颤动和室上性心动过速患者。上海市第一人民医院从 1993 年开始在门诊应用美国 CBM 型电话心电图设备，观察了 47 486 例次电话心电图分析信息，为 1077 例患者明确了心律失常的诊断，协助临床抢救危重患者 12 例。在此基础上，为改变单纯依靠进口电话传送心电图设备的局面，从 1993 年起我国有关单位自主研发了一大批不同类型的电话传送心电图设备和产品，并在国内有关医院应用，也取得了较好的效果。

1993 年河北省直属机关门诊部赵登顺等研制成功了 12 导联电话传送心电图设备，并通过了河北省科学技术委员会成果鉴定；珠海市中立电子工程有限公司在 1993 年也研制成功 YJW-1000 型电话传送心电图设备（图 1-13）；北京卡迪欧医疗设备有限责任公司在 1995 年研制开发了 HP-4CZ 型 9 导联电话传送心电图；之后的数年，国内又有一大批企业成功研制开发了不同类型的电话传送心电图设备并推广到临床应用。

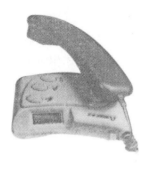
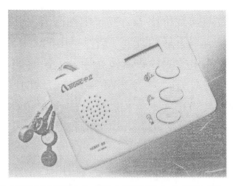

图1-13 1993年广东珠海市中立电子工程有限公司研制成功的电话传送心电图设备(YJW-1000型，一次可传输5条心电图)

天津市急救中心设立了电话传送心电图中心，仅在观察的三家医院监测了2016例患者（传送14 112次心电图）就为821人次明确了心律失常的诊断。北京急救中心贾佳等报道，在170例急救患者通过电话传送的心电图中，发现短暂性、偶发性心律失常82例（占48.2%）。上海邮电医院采用电话传送心电图设备，协助1000余例心血管患者的诊断和抢救，取得了良好效果。据重庆新桥医院急诊科张玉梅报道，对194例心血管患者采用电话传送心电图监测，其中60岁以上老年患者106例，其认为老年组人群中的心肌缺血和传导阻滞发生率明显高于中年组患者。山西医科大学第二医院远程心电监测中心2000年开始采用的通信平台网络是有线电话上传心电图信息，传真机回复心电图诊断，与之联网的各地市县级医院及社区医院达30余家，服务了30余万患者，传输了60余万条心电图。沈阳市威灵医用电子有限公司和河南新天科技股份有限公司生产的心电监护设备都是当时应用的有线网络监测设备（图1-14，图1-15）。同时，山西医科大学第二医院远程心电监测中心还进行了远程心电监测不同模式的临床应用、两地心律失常年

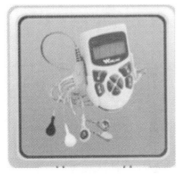
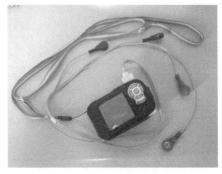

图1-14 沈阳市威灵医用电子有限公司生产的心电监护设备（通过有线网络一次可传输400条心电图）

图1-15 河南新天科技股份有限公司生产的长时程监测有线网络远程传输2导联心电图设备

节律、效益与性价比等研究。山西医科大学第二医院王红宇等研究不同医疗服务模式就医成本下降的程度,选择了山西省 10 个分站的 1001 例患者,对比了院内、院外远程心电监测检查就医费用及就医时间,结果显示院外模式相较于院内模式,受检者节省总时间为 1826.5h,人均节约时间 1.8h,节省总费用 180 733 元,人均节约费用 180.6 元;人均就医费用及人均就医时间与距离成正比,距离越远,院外模式节约越多;远程心电监测检查节省了就医成本,节约了社会资源,应该大力推广。

此外,江苏、浙江、福建、四川、海南、贵州、新疆、内蒙古、黑龙江等 26 个省(市、自治区)均已开展电话传送心电图研究和临床应用观察,并取得较好效果。

1995 年 4 月建立的中国医药信息学会心脏监护研究中心电话传送心电图协作组专门从事该项技术的学术交流活动。1996 年 6 月,其和上海市第一人民医院共同举办了电话传送心电图学术研讨会;《中华心血管病杂志》编辑部在 1996～1998 年召开了两届电话心电医院外远程心电学术交流会。上海市第一人民医院受卫生部委托,于 1996～2000 年举办了 4 期电话传送心电图讲学班,全国 26 个省(市、自治区)的 220 名技术骨干参加了培训。2000 年以后,中国医药信息学会心脏监护专业委员会每年举办全国远程心脏监护学术会议,为远程心电监测技术的应用和远程多参数监测推广做出了贡献。

第三节　远程心电监测的网络传送和云计算阶段

从 2000 年开始,远程心电监护进入了依靠无线网络发展的新阶段,从手机远程心电监护发展到网络系统远程监护。2011 年以来,云计算、大数据的远程心电监护发展更为迅速,该领域的学术活动开展频繁,使其在临床医学、预防医学、个人保健、社区服务、康复医学、急救医学等领域取得了进一步发展。

一、远程心电设备开发

美国开发了没有导联线的远程贴片式心电图设备,中国和日本也在深入开发该类产品。其可以远程、长期、实时进行心电监护,方便有效,但价格偏高,在我国尚未能全面推广应用。日本主要结合平板电脑开发社区和家庭保健远程网络心电监护产品;以色列远程心电监护家用个人保健方面的产品非常出色;中国开发远程心电监护产品的企业已超过 100 家,目前还在继续发展。图 1-16 为上海群天通用电器有限公司研制的 12 导联远程心电监护设备，图 1-17 是中卫莱康科技发展（北京）有限公司研制的手机式远程心电监护设备，其既能当手机用，也能传送心电图。

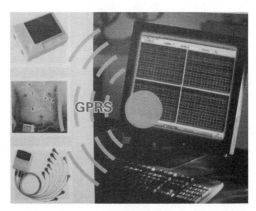

图 1-16　上海群天通用电器有限公司研制的 12 导联远程心电监护设备

通过 GPRS 网络远程发送 12 导联心电信息到医院的心电分析中心

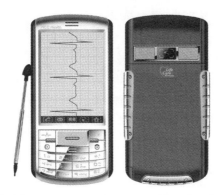

图 1-17　中卫莱康科技发展（北京）有限公司研制的手机式远程心电监护设备

该设备既能监测心电图，又能用于手机通话；当要记录心电图时，用右手捏住手机双侧电极，左手拇指顶住手机底部电极，即可描记出心电图形，并储存在手机内。再回放并发送到心电分析中心，之后可在手机屏幕上获得心电图分析报告

美国开发了没有导联线的远程贴片式心电图设备，可以粘贴在胸部的皮肤上，连续记录并发送心电信息给心电分析中心，提供心电监护信息，并能长期（3 天到 1 年）应用心电监护。其产品有的是一次性心电图贴片产品，有的可以保留心电芯片，在更换皮肤贴片后继续心电监护，为偶发性心源性晕厥和偶发性心律失常的诊断提供了有效手段（图 1-18）。

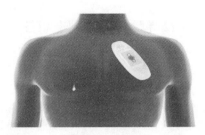

图 1-18　美国美敦力公司开发的远程贴片式（一次性）心电图设备

该微型心电图机的重量为 5~15g，贴在左胸上部，可以较长时间记录心电图形，也可用蓝牙技术随时将心电图信息发送到手机上，然后传送到心电分析中心，获得心电分析报告

中国也正在深入开发该类远程贴片式心电图产品，至 2019 年已有 20 多个单位研发和生产，并取得初步成果，可以远程、长期（数天到数月）、实时进行心电监护，方便有效。但目前成本偏高，仅在少数单位试用，在大量生产并降低成本后，可望全面推广应用（图 1-19）。

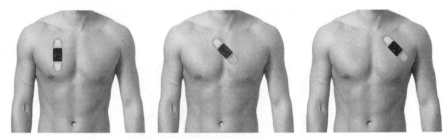

图 1-19　中国有关企业研制的远程贴片式心电图设备

将远程贴片式心电图设备分别贴在受检者胸部的 3 个部位，记录受检者的心电信息，一般可以记录 3~7 天 10~70 次心动周期的心电信息。如需要再延长监护时间，可以保留心电芯片，更换皮肤粘贴纸片

北京鸥桥世纪科技有限公司研制了一种贴片式心电监护设备，采用一贴式佩戴设计，免除电极的困扰，轻松实现随时随地监测心电信息，可以长时程监测单导联心电图，上传至监测中心网络平台进行智能分析，然后将结果发送到手机上，从而可以实现手动记录心脏事件（图 1-20）。

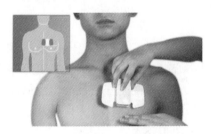

图 1-20　北京鸥桥世纪科技有限公司研制的贴片式心电监护设备

将电极片贴附于胸部左侧双乳头连接线上方两指位置

深圳竹信科技有限公司研发了单导联手持极简心电仪，其是可以用手机 APP 管理并可智能分析的心电图仪（图 1-21）。

日本有关企业在 2013 年已成功开发远程心电监护服，可长期穿戴并实施远程心电监护；日本相关企业结合平板电脑，开发出一系列社区和家庭保健穿着式远程网络心电监护产品。

英国在 2009 年已成功开发远程网络心电监护背心（心电监护服装）；澳大利亚墨尔本理工大学成功研发了 7 导联手机心电监护仪，可在海啸灾难中用于急救患者心脏病的筛选，取得了很好的效果。德国开发的个人远程心电监护仪见图 1-22。

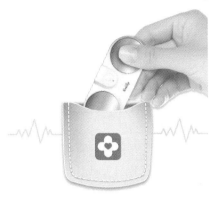

图 1-21　深圳竹信科技有限公司生产的可以装在口袋中的极简心电仪

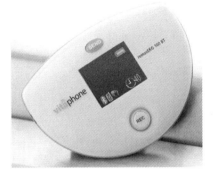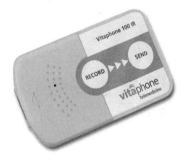

图 1-22　德国 Vitaphone 公司生产的 100BT 型和 100IR 型远程心电监护仪（可识别起搏信号并蓝牙发送）

近年我国在远程心电监护设备的研发和生产方面取得了突破性进展，包括单导联和 7 导联手机心电监护仪、家用心电监护仪、远程 3 导联和 12 导联心电监护仪、远程心电血压联合监护设备（可观察心电变化和血压变异之间的相互关系）。特别有意义的是，有关企业成功地开发了 12 导联远程动态血压实时监护设备，改变了既往回顾式不能实时监测动态心电信息的状况，实现了在动态心电监护过程中随时实时发送心电监护信息，一旦受检者出现危重心电信息就自动报警，并通知患者和家属及相关部门实施紧急处理，由此及时成功抢救了一批佩戴动态心电设备的危重患者。同时开展胸痛中心的远程心电监护服务项目，提高了心肌梗死的抢救效率，在家庭保健、康复医学、养老保健方面发挥了很大的作用。目前我国有关部门正在着手制定远程心电规范标准、心电物联网技术规范等行业自律标准。

二、远程尼沙赫精准心电图

美国菲士电生理实验室在 2013 年成功研制了远程尼沙赫精准心电图仪（图 1-23）。其在原有的常规心电图基础上发现了一些新小波，通过创伤性心脏电生理和心导管监测对比，证明这些新小波是心脏心电传导系统有意义的波形，分别表示窦房结电图、心房电图、房室结电图（房结区、结区和结希区）、希氏束电图、左右束支和浦肯野纤维电图。该项技术能够精准且无创地检测心脏传导系统的变化（图 1-24），还能在 ST-T 段的时相观察到一些小波，正常女性为 3～4 个、男性为 4～5 个，如超过该值，则往往提示有心肌变性和损伤，有助于冠心病、心肌病的早期诊断。湘潭市中心医院、重庆新桥医院、武汉亚心总医院等已发表多篇论著，证明该项新技术的优越性和创造性，其在心房颤动、冠心病、心肌病、预激综合征、期前收缩、房室传导阻滞等诊断方面有重要参考意义。

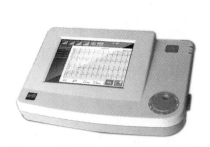

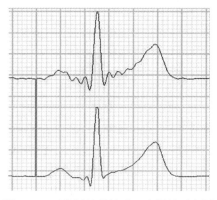

图 1-23　美国菲士电生理实验室研制的
远程尼沙赫精准心电图仪

图 1-24　正常尼沙赫精准心电图的示意图
上图为同步的尼沙赫精准心电图形，下图为同步的常规心电图形

三、学 术 交 流

自 2003 年 2 月 21 日在日本东京召开首届中日二国远程心电监护学术研讨会之后，分别在中国上海、日本东京、中国济南、日本横滨、中国乌鲁木齐、日本福冈、新加坡、日本东京召开了第 2～9 届学术研讨会，2015 年 10 月 10～11 日在中国新疆维吾尔自治区人民医院召开了第 10 届中日二国远程心电监护学术研讨会。该届会议交流了中日两国的远程心电监护技术经验，中国的交流内容主要为远程心电监护在临床医学的应用，日本的交流内容侧重于预防保健医学、运动医学、急救医学，两国取长补短、相互促进，取得了很好的学术效果。

国内以中国医药信息学会心脏监护专业委员会为主，开展了一系列远程心电学术交流活动，自 1991 年 11 月 25 日第一届全国心电监护学术交流会以来，特别是 2010 年以来，分别在上海、湘潭、北京、厦门等地举办了一系列远程心电监护学术交流活动，并于 2012 年 12 月 8 日在湖南湘潭成立了中国远程心脏监护联盟专家指导委员会，指导全国远程心电监护学术活动。山西、山东、新疆、重庆、长沙、厦门、北京等地也纷纷开展了相关学术活动。2014 年 12 月 18 日在扬州召开了第 8 届中国远程心脏监护技术学术会议；2015 年 11 月 11 日在上海召开了首届海峡两岸远程心电学术交流会和第 10 届中国远程心脏监护技术学术会议；2016 年 9 月 5 日在厦门召开了第 11 届中国远程心脏监护技术学术会议；2017 年 8 月 19 日在苏州召开了第 12 届中国远程心脏监护技术学术会议和 2017 世界远程血压心电监测华语论坛。《国际心血管杂志》和《实用心电学杂志》分别出版了远程心电监护专刊，并开设了专栏。2018 年 5 月 24 日在湘潭市召开了第 13 届中国远程心电技术学术会议。这一系列全国性的远程心电学术会议大大促进了我国远程心电监护学术和技术的发展。

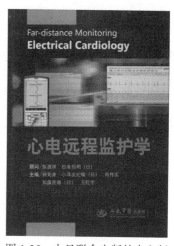

图 1-25　中日联合出版的中文版
《心电远程监护学》

　　2009 年 11 月，中日两国 30 位专家联合出版了中文版《心电远程监护学》（图 1-25）；2011 年 9 月，此 30 位专家在东京的日本中外医学社联合出版了日文版的《携带型传送心电图》（图 1-26）；2017 年 7 月，中日继续合作出版了英文版《心电远程监护学》，该书不仅总结了中日两国的学术经验，也同时介绍了国际上的新技术和新进展（图 1-27）。

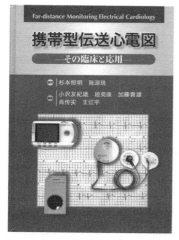

图 1-26　中日联合出版的日文版《携带型传送心电图》

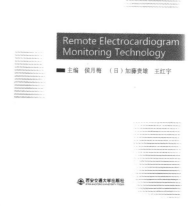

图 1-27　中日联合出版的英文版《心电远程监护学》

2014 年以来，通过国际交流和国内临床专家的实践经验总结，委员会制定了《中国远程心电监测专家建议》，并于 2015 年 10 月刊登了讨论稿。为了防范风险，2018 年山西省医学会心电信息学专委会也出台了山西省动态心电图重大阳性值提示建议。国际动态心电图与无创心电学会 2017 年发布了《ISHNE/HRS 专家共识声明：动态心电图和体外心脏监测/远程监测》。这些规范性文件对于远程心脏监测的健康发展起到了积极的作用。

当前网络技术飞速发展，远程心电监护技术也相应地得到发展。在大数据、云计算、物联网的时代背景下，心血管病的健康事业将会迎来更好的发展。

（顾菊康　王红宇）

参 考 文 献

顾菊康，2016. 迎接五项心电技术发展的新时代. 国际心血管杂志，16（1）：23-32.

顾菊康，蔡震，2017. 远程贴片式心电图新技术及应用. 实用心电学杂志，26（2）：99-106.

顾菊康，陈淑华，武迪，等，2015. 养老机构老年人远程心电监护心电图 1992 例次分析. 实用心电学杂志，24（1）：33-39.

顾菊康，刘力，曾建平，等，2016. 尼沙赫精准心电图对间歇性预激综合征希氏束电位初探（附一例分析）. 中国第 10 届远程心脏监护学术交流会.

顾菊康，小泽友纪雄，肖传实，等，2009. 心电远程监护学. 北京：人民军医出版社.

郭继鸿，许原，张海澄，2002. 中国心电学发展史. 北京：北京医科大学出版社.

王红宇，李俊伟，2018. 山西省动态心电图重大阳性值提示建议，实用心电学杂志，27（6）：442-443.

孙宝贵，顾菊康，陈灏珠，2007. 心脏急重症监护治疗学. 合肥：安徽科学技术出版社.

小泽友纪雄，顾菊康，肖传实，等，2009. 心电远程监护学. 北京：人民军医出版社.

中国医药信息学会心脏监护专业委员会，2015. 中国远程心电监测专家建议（讨论稿）. 实用心电学杂志，24（5）：305-308.

Halcox JPJ，Wareham K，Cardew A，et al，2017. Assessment of Remote Heart Rhythm Sampling Using the AliveCor Heart Monitor to Screen for Atrial Fibrillation：The REHEARSE-AF Study. Circulation，136（19）：1784-1794.

Steinberg JS，Varma N，Cygankiewicz I，et al，2017. 2017 ISHNE-HRS expert consensus statement on ambulatory ECG and external cardiac monitoring/telemetry. Heart Rhythm，14（7）：e55-e96.

第二章　远程心电监测设备研发

第一节　概　　述

一、起源与发展

1957 年，美国理学博士 Holter 首先研制了动态心电图（DCG）仪，并于 1961年由 Gilsone 用于临床。1970 年后，为了使医师更好地阅读心电图，计算机技术被应用于心电图的分析。近年来基于 PDA、GPRS、3G 等的各种技术也渗透于心电监测产品的开发中。例如，Chen、Xie 等为心血管患者设计的基于 PDA 的便携式心电监测系统；Mohd Fadlee A. Rasid 将 GPRS 用于心电监测系统中，开发了多生理参数监测系统；Jung DK 采取 3G 技术研制出的远程监测设备运用于救护车中；Wen 等利用移动电话平台设计了远程实时心电监测系统等。从以上产品也可以看到，心电监测设备逐渐向远程医疗方向发展，心电数据不再受距离的限制，可以通过网络通信技术传输到各个地方，在远端对心电数据进行判断，从而实现了远程医疗。目前远程医疗主要有基于电话网、基于无线通信网及基于互联网的远程监测几种类型。互联网和 3G、4G 无线网络不断普及，基于互联网与 3G、4G无线网络的远程监测成为心电监测系统的发展方向。随着 5G 概念的普及，相关技术也要进入市场，未来万物互联的辉煌胜景将带来远程心脏监护的普及发展。

二、中国的研发

我国从事远程心电监测技术研究的单位较多。例如，复旦大学方祖祥、邬小梅教授早年开发了远程心电产品；清华大学白净教授领导的研究小组对家庭护理与远程医疗、社区保健工程进行了研究，其研制的家庭贴心小护士系统为国内外首创，该系统由家庭监测器和医院控制台构成，监测仪内设智能控制系统，可以实时遥测记录心电图和动态血压，可对心电图进行实时分析，发现异常心律时，自动通过电话线将心电图发送到医院监控台进行咨询，医院监控台可同时接收、显示多个家庭用户的心电图、血压数据，并可立即将诊断意见返回给家中使用者，此外，该研究组还对基于互联网的虚拟医疗数据采集器进行了研究。

近年来，笔者团队利用云计算、物联网技术对远程心电检查、监测系统及远程院前急救、远程康复、远程脑卒中网络等远程医疗项目做了全面而深入的研究，解决了一系列之前远程心电监测系统技术中的诸多不足。例如，心电设备昂贵，只有少数家庭有能力购买；心电波形辨认的专业性强，自动分析的能力低，操作性不高，监测实际上依然只够少数人在医院环境下进行；各种接口只为专业医疗设备设计；虽然远程医疗也应用于心电监测设计，但基于互联网的远程心电监测系统大多数采用的是客户机/服务器（C/S）的模式，一般由客户机采集心电数据，然后通过网络传输给大型中心服务器，服务器上安装服务器软件，同时在客户机上安装相应的客户端应用软件，这样才能使客户端得到相应的服务；成本高、系统结构复杂、开放性低。针对以上不足，下文将介绍远程心电监测设备的总体设计与实施。

第二节 设计思路与实现原理

一、设 计 思 路

现代远程心电监测系统是基于无线网络（2G、GPRS2.5、GPRS2.75C、3G）技术提出的一种"即监亦护"且可广泛应用于个人、社区、医院（三位一体化）的人体心脏监测系统。无线网络技术的应用使心电监测不再受时间、空间、地域的限制，在电脑和其他电子设备（如 iPad）之间实现了无线数字通信，其采用模块化设计的思路，各模块既可独立运营、工作，又可多模块有机整合。

二、实 现 原 理

现代远程心电监测系统是通过云计算、物联网等现代通信网络将远端的心电信息或其他生理和医学信号传送到监测中心进行分析并给出诊断意见的一种技术手段。整个系统采用模块化设计，从功能模块角度来看，一般由 4～6 个部分组成，即便携式远程心电监测仪，远程数据管理中心，基于 Web、PC 的在线远程心电监测中心和联系三者的通信网络（有线、无线），有些监测设备由于应用需要，还增加了基于智能手机或 iPad 的移动监测节点（如康如来远程心电健康移动监测仪），对于院前急救、野战医疗监测，除需 iPad 移动监测节点外，同时需要 GPS 卫星地图定位（如康如来远程多参数移动监测仪）。

远程移动心电监测系统由便携式远程心电监测终端、2G/3G/WiFi 节点、云数据管理中心、远程监测中心站、iPad 移动监测节点及 GPS 卫星定位构成一个广域远程移动监测网络。

便携式心电监测仪实时采集用户的 ECG 数据，实时接收 GPS 卫星的定位数据，对所需要监测的生命指标进行采集、储存，通过 2G/3G/WiFi 无线通信方式将数据传输至远程云数据管理中心或其他网络设备上进行数据交换，通过互联网可以将数据传输至远程医疗监测中心。

医院心电监测中心对接收到的 ECG 数据、GPS 定位数据进行自动分析或诊断，写入数据库，如有异常则发出报警信息，并在电子地图上标注患者所在位置。专业医疗人员对异常数据进行统计观察，提供必要的咨询服务，实现远程医疗。同时该心电监测系统中具备 Web 服务器功能，采用了浏览器/服务器（B/S）的模式，异地医院医师工作站使用客户端监测软件、Web 浏览器或 iPad 移动监测节点实时监视患者的心电数据和远程诊断结果，并可以随时将自己的诊断意见、医嘱信息发送给云数据管理中心和心电监测仪。用户个人及其亲属可通过监测仪（液晶显示屏）或使用 Web 服务或 iPad 移动监测节点凭账号登录远程监测平台查询心电图及病历记录，并与医师在线交流。因此，其在病房甚至社区、乡镇、家庭都可方便使用，救护车中的急救人员还可通过 GPRS 实时传送急救患者的情况，以利于医院抢救室及时做好准备工作。

第三节　便携式心电监测仪的硬件设计

便携式心电监测仪的硬件采用小体积、低功耗的设计思想，包括心电数据采集和调理模块、ARM 最小系统、GPRS（联通、移动、电信）无线网络、电源等几个模块。

一、心电数据采集和调理模块

心电信号是一种低频率的微弱双极性信号，主要集中在 0.05～50Hz，其幅度只有 0.001～5mV，而且通常混有很多干扰信号，如 50Hz 的工频干扰，同时还存在基线漂移。前置放大器选用 AD620，该芯片具有很高的共模抑制比，使用右腿驱动电路可以较好地抑制工频干扰，通过 0.05～50Hz 的带通电路较好地保存了心电信号并抑制了基线漂移。50Hz 陷波电路采用双 T 陷波，可以将 50Hz 信号降为原来的 10%。最后通过二级放大将心电信号提高到原始信号的 750 倍左右，最后为满足 AD 转换器的电压范围，抬升电路将心电信号提升为正信号，然后送入 AD 转换器。

二、ARM 最小系统模块

以嵌入式微处理器和嵌入式操作系统为核心的嵌入式技术是最近的一个新技术发展方向。以 ARM 公司的 32 位 IP 核为基础的 ARM 嵌入式微处理器因其高性能、低功耗、低成本、小体积及完整的产业链支持，成为嵌入式系统设计的理想选择。本例选用的是广州友善之臂科技有限公司提供的 Mini 2440A 开发板，在其基础上研制开发心电系统，Mini 2440A 采用三星（Samsung）S3C2440A 微处理器。

GPRS 网络传输速率高（最高值为 171.2kbps，不包括 FEC，移动终端以汽车移动速度时其数据传输速率为 144kbps，室外静止或步行时速率为 384kbps，而室内静止或步行时速率为 2Mbps）、基站覆盖范围广、价格合理。通过使用 GPRS 模块 GTM900C，将串口与处理器相连接，该模块串口的波特率可以达到 230 400，因此，传输数据时可以充分利用 GPRS 网络的带宽。使用时通过程序向串口发送 AT 指令来控制 GTM900C 模块的工作，如进行 PPP 拨号和发送短信均有确定的 AT 指令，可以查阅模块手册获得指令的格式。

深圳市海粤达科技有限公司的 MR-100 型号 GPS 卫星接收模块，其价格便宜，而且灵敏度能够满足要求，通过串口与微处理器进行通信。

三、大容量移动存储设计

SD 卡（secure digital memory card）是一种新型的基于半导体闪存工艺的存储卡，具有存储容量大、存储与读取方便、功耗低等特点。在远程心电监测系统应用中，为了满足长时间存储的需要，选择 SD 卡作为存储载体。

本系统的设计选用韩国三星 Micro SD 卡，容量为 2～32G。按照 125～1000Hz 的采样频率计算，一张此容量的 SD 卡可以存储至少 5～30 天 12 通道的心电数据。

第四节　便携式心电监测仪的软件设计

一、嵌入式 Linux 系统的构建

Bootloader 是嵌入式系统加电后运行的第一段代码，它为操作系统内核准备

好正确的环境。通常 Bootloader 的实现与硬件息息相关，因此，针对自己的硬件环境编写了启动加载代码，并命名为"S-Boot"。它将 TCPPIP 协议栈尽量简化，只实现了 ARP、ICMP、UDP、TFTP 等必需的网络协议，能够通过网卡下载 Linux 内核映像和根文件系统映像；实现了 Nand Flash 的分区和烧写算法，能够把 Linux 内核和根文件系统映像烧写到 Nand Flash 的相应分区中；能够加载内核和传递启动参数，以正确启动 Linux 操作系统。TCPPIP 协议栈的设计采用静态数组，避免网络不同协议层之间的数据拷贝。Linux 内核经过裁剪，只保留需要的功能，如支持 PPP 协议。根文件系统使用 Yaffs2，这是专门为 Nand 设计的，使用 Busybox 构建根文件系统，制作成二进制映像，通过 Bootloader 烧写到 Flash 分区中。

二、应用软件的总体流程

应用软件采用 Windows CE 环境的嵌入式 Java 编写程序，完成心电信号的实时分析、心电数据的无线传输、心电图形及医嘱信息的显示、异常情况下自动报警等功能。各功能模块之间的关系见图 2-1。

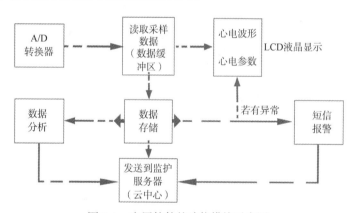

图 2-1　应用软件的功能模块示意图

三、APD 转换及其驱动程序的设计

S3C2440A 微处理器内置有 8 通道 10 位 ADC，在 2.5MHz 的 AD 转换器时钟下，最大转换速率可达每秒 500K 采样点。使用轮询方式编写 ADC 驱动程序，并以 Linux 内核模块的形式加载。驱动加载成功后，即可将 ADC 作为字符设备，从设备文件中读取数据，采样频率为 360Hz。

四、LCD 屏幕的实时曲线和参数显示

现有的设计大多使用 Qt 或 MiniGUI 等图形库，但是在实验中发现，使用图形库不能实时显示心电图波形，刷新速度太慢。因此，我们通过直接操作 Framebuffer 的方法来控制液晶屏显示。在 Linux 环境下，LCD 驱动程序处理好后，用 mmap 函数把用户空间的一段内存地址关联到设备帧缓存（Framebuffer）上，这样只要在该内存范围内进行读取或写入，实际上就是对 LCD 设备进行访问。这样对性能要求严格的 ECG 实时波形显示则容易实现。实际画图时，使用指针和循环缓冲区，当新的数据点到来时，只需更新一个数，并移动指针，而无需移动全部数据，其原理见图 2-2。汉字字符的显示使用点阵字库，可将用到的若干字符的点阵保存起来。

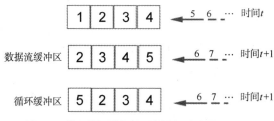

图 2-2   使用循环缓冲区绘制实时波形原理图

五、GPRS 模块 PPP 拨号的实现

在计算机网络的分层模型中，点对点协议（Point to Point Protocol，PPP）是数据链路层的协议。PPP 连接的建立需要终端设备与服务器之间进行复杂的协商过程，Linux 下的 PPP 软件包是专门为解决该问题而编写的。它包括若干个可执行文件、配置文件和脚本文件。需要用到的可执行文件有 pppd、chat 和 pppconfig。pppd 是一个守护进程，其作用是建立和维持一个 PPP 连接，chat 是一个与 Modem 进行交流的程序，它向 Modem 发送 AT 指令控制其动作。pppconfig 是一个基于对话框的向导程序，可以帮助生成正确的配置文件和脚本文件。配置信息见表 2-1。

表 2-1   PPP 拨号的配置信息

号码	用户名	密码	串口	设备方法
#777	Card	Card	/dev/ttyS0	PAP

过程简述如下：首先启动 pppd 进程，读取配置文件，根据配置文件的内容启动 chat 进程，运行相应的 chat 脚本，对 Modem 进行初始化、下达拨号指令等。拨通之后，chat 进程结束，然后才开始真正的 PPP 会话。会话的第一阶段，链路控制协议 LCP 用来与服务器协商通信方式，还将对链路双方是否要使用数据压缩或加密进行协商。第二阶段是用户验证，使用口令验证协议 PAP，这是一种简单的明文验证方式。ISP 要求终端设备提供用户名和密码，PAP 以明文方式返回用户信息。第三阶段，PPP 将调用 IP 控制协议（IPCP），向终端设备分配动态 IP 地址、DNS 等信息。整个过程持续约 10s。最后还要调用 ip-up，建立与 IP 层的交互。

六、短信报警模块的实现

短信报警模块有手动报警和自动报警两种方式。在用户按下求助按钮（持续时间需要在 200ms 以上）时，手动报警线上出现一个持续的低电平信号，当单片机检测到异常心律时，在自动报警线上出现一个持续的低电平。报警时，蜂鸣器发出蜂鸣声，状态指示灯闪红色。

GPRS 发中文短消息是发送每个字符的 Unicode 编码，如"心电"的相应 Unicode 编码为 0×5FC3 和 0×7535，但并不是把 0×5FC3 和 0×7535 作为数据直接发给串口，而是把每个汉字对应的 Unicode 编码的 4 个字符分别转换成 ASCII 码再发送出去，即一个汉字要发送 4 个字节。例如，汉字"心"要发送 5（0×35）、F（0×46）、C（0×43）、3（0×33）4 个字符，括号内为其 ASCII 码。实际编程时，把常用的报警语句的汉字编码存储起来，需要报警时根据出现的病症类型找到相应的报警语句。

GPRS 模块对应的串口设备文件为/dev/ttyS0，控制 GPRS 模块的方法是向串口设备文件写入 AT 指令。对 BCM860 来说，发送短信的指令格式是 ATS|SMSMO < Message Num> =< Phone Num>，< TI >，<Msg Encoding>，< Data >，其具体含义可查看数据手册。Data 表示要发送的消息，信息使用双引号，双引号用反斜线转义。例如，发送"心电"，向串口写入 ATS|SMSMO0=13675693333，，4098，4，\"5FC37535\"。

七、基于 Socket 的数据发送

在物理层使用 GPRS 协议模块；数据链路层是 PPP 协议；网络层是 IP 协议；

在传输层采用面向连接的 TCP 协议；在应用层需要自己设计和定义一些具体规则，如发出请求、身份验证、断点续传等。编程的方法是使用 Linux 系统调用函数，客户端先创建 socket，然后用"connect（ ）"建立与服务器之间的连接，使用"write（ ）、read（ ）"等读写数据，通信结束后用"close（ ）"关闭连接。

八、心电采集界面设计

MiniGUI 中有 3 种窗口类型：主窗口、对话框和控件窗口。心电采集界面采用对话框进行设计，对话框编程是一种快速构建用户界面的技术，在编写简单的图形用户界面时，通常可以通过调用 CreateWindow 函数直接创建所有需要的子窗口，即控件。但在图形用户界面比较复杂的情况下，每建立一个控件就调用一次 CreateWindow 函数并传递许多复杂参数的方法非常不可取。主要原因之一就是程序代码和用来建立控件的数据混在一起，不利于维护。为此，MiniGUI 提供了一种基于模板的机制，利用 CTRLDATA 和 DLGTEMPLATE 两个结构体来表示，结构体 CTRLDATA 用来定义控件，DLGTEMPLATE 用来定义对话框本身。利用这两个结构体模板，用户可以根据需要在程序中定义自己的对话框和控件。对话框定义如下：staticDLGTEMPLATEDlgInitProgress={WS_BORDER|WS_ CAPTION，WS_EX_NONE，0，0，240，320，"欢迎使用康如来远程心电信号采集系统"，0，0，10，NULL，0}。

心电采集界面主要有心电数据采集与显示、存储、分析等功能，采用多线程编程，为采集、显示、存储、分析各建立一个专门的线程。采用多线程进行数据采集可以有效地加快程序的反应速率、增加执行的效率。

在 MiniGUI 中，使用消息驱动作为应用程序的创建构架。在消息驱动的应用程序中，计算机外设发生的事件，如键盘键的敲击、鼠标键的点击等都由支持系统收集，将其以事先约定的格式翻译为特定的消息。应用程序一般包含自己的消息队列，系统将消息发送到应用程序的消息队列中。应用程序可以建立一个循环，在该循环中读取并处理消息，直到特定的消息传来为止，该循环称为消息循环。一般消息由代表消息的一个整型数和消息的附加参数组成。本系统界面通过鼠标键的点击翻译成特定的消息，若收到的是控件消息，则判断 ID，根据应用程序进行相应的消息处理。

1. 心电采集与显示　心电数据采用定时器进行采集和显示，定时器使用 SetTimer 函数创建，创建时需要指定定时器标识号及定时时间，当到达定时时间时，定时器将会产生 MSG_TIMER 消息，MiniGUI 的心电采集频率为 200Hz。

从 A/D 转换器读取 12 通道的数据存入数组中，并将数组中的数据在液晶显示器上绘出。在 MiniGUI 中实时绘图采用图形设备接口（graphics device interface，GDI），其为 GUI 系统的一个重要组成部分。通过 GDI，GUI 程序就可以在计算机屏幕或其他显示设备上进行图形输出，包括基本绘图和文本输出。所有绘图相关的函数均需要有一个设备上下文，为了提高绘图效率，在此建立私有设备上下文。所建立的设备上下文在整个窗口生存期内有效，从而免除了获取和释放的过程。利用 hdc=GetPrivateClientDC（hDlg）可获得私有设备上下文，然后调用 MoveTo（HDC hdc，intx，inty）和 LineTo（HDChdc，intx，inty）对数组中的数据进行画线，由于采集到的心电数据较小，在对其进行画线之前可根据显示区域对所有数据进行适当放大，这样可以使心电波形在液晶显示器上直观显示。

2. 心电数据分析　当采集到 5s 数据时，程序启动心电数据分析线程，对存储在数组中的心电数据进行分析，主要是进行 R 波检测，计算出心率并对心律失常进行判断，并在液晶显示器上输出心率和心律失常的分析结果。

第五节　监测中心服务器软件的设计

监测中心服务器软件，即医院心电监测工作站操作软件，多设置于急救中心、社区医院、中心医院或其他医护人员集中的场所，其功能为接收远端监测设备传送的医学信息，为远地患者提供多种医疗服务。

一、心电数据的存储方式

心电数据以二进制文件的形式进行存储和传输，文件格式首先是若干字节的文件头，包括用户名、密码、导联数、采集时间、采样率、GPS 定位信息等；然后是顺序排列的心电数据，每个采样点占 3 个字节，多个导联采样数据连续排列。存储时把数据文件放在用户账号对应的目录下，同时把文件在磁盘上的路径写入 MySQL 数据库。

二、服务器后台程序的设计

服务器端运行 Linux 操作系统。程序用 C 语言编写并作为守护进程运行，其负责全部的数据处理工作，包括用户验证、接收数据、更新 MySQL 数据库、心电自动检测和诊断等。作为后台程序，其不需要使用 GUI 界面，但是提供了一些接口函数，使前台监测软件能够获取在线用户列表、实时心电波形、自动诊断结果和报警信息等。

采用多进程的方式处理并发的用户连接请求。服务器端先创建 "socket"，再用 "bind（ ）" 将该 "socket" 与服务 IP 地址绑定，再调用 "listen（ ）" 来宣告可以接受连接请求。在 "while（1）" 循环中，使用 "accept（ ）" 获得连接请求并实现 3 次握手协议，然后 "fork（ ）" 一个子进程，在子进程中进行所有的验证和数据接收处理工作，而父进程回到 "accept（ ）"，继续等待下一个连接的到来。

三、监测中心的设计

1. 总体设计　监测中心软件的作用是将收到的用户的状态信息以列表的形式表现出来，将收到的心电波形绘制出来并进行简单的自动分析，显示到界面上辅助医师进行诊断，分成以下 7 个部分。

（1）菜单和工具栏：基本的菜单命令和快捷工具栏的位置，所有的设置命令都在此。

（2）用户信息区：显示患者的详细信息和对应的终端状态。所有有权力控制的患者的信息都将实时地反映到该树形视图中。在用户的信息上点击右键可以进一步对患者进行操作。

（3）地图显示区：显示当前卫星定位信息，如患者当前所在地图位置（平面与 3D 自由切换）、经纬信息。在用户的信息上单击右键可选择患者的定位功能。

（4）视音交流区：预留用户视音信息显示位置，异地医院医师可通过该功能进行视音交流，实现对患者的在线实时会诊，可与远程急救、远程会诊平台进行无缝连接。在用户的信息上单击右键可选择远程会诊功能。

（5）监控信息区：软件任何的状态改变，包括医师的操作和网关发送数据所引起的改变都将被记录在此信息区，该信息区可以被隐藏。这些日志信息除了显示在信息区，还会被记录到一个日志文件中。

（6）心电监控区：显示接收到的心电数据，此显示区可以显示多个人的心电。显示的心电经过算法自动地识别，并把识别出来的信息标注在心电波形的下面。

（7）详细心电区：对于正在监视和最近监视过的心电，可以将其回放到该区域。整个监控软件围绕两个部分进行，一是用户状态列表，另一个是心电波形监视。这两个部分是分开的，但相互之间紧密联系，如图 2-3 所示。

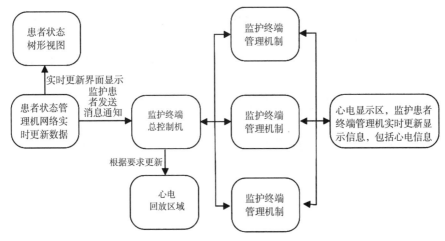

图 2-3　监测中心的结构示意图

2. 终端的状态和树形状态视图　患者终端的状态以树形视图的方式显示在屏幕的左边，每位患者的简要信息直接显示在树的节点上。当鼠标移动到一位患者时，他的详细信息就会以工具提示栏的方式显示在屏幕上。单击右键可以弹出一个菜单，对用户终端进行操作。终端的状态分为 4 种，终端在这 4 种状态中切换。

（1）在线状态：在线是指终端在任何监测模式（省电模式、全时模式、会诊模式等）下以任何方式（手动报警、自动监测）上线后，其状态由离线切换到在线的状态。在线状态，即对患者的正常监测状态，患者心电数据在监测平台的正常显示状态。

1）省电模式：即为患者预先设置每次的监测时间，此后，不管患者以何种方式（手动报警、自动监测）上线，即自动按照预告设定的时间传输实时心电数据，监测时间内完成，其监测状态自动转入待机状态（即监测后 1min），然后进入离线状态。

2）全时模式：即根据患者的需要，医师将其设置为全时监测模式，此后，患者数据将会不间断地向监测中心传输，实现远程、移动、全时不间断实时监测，直至脱电终止。

3）会诊模式：即远程多点同步监测模式，又称共享模式，当医师将患者的监测模式设置为会诊模式后，其他科室或异地医院可通过远程监测平台同步实时监测同一患者的 ECG 和 GIS 地图信息。

（2）待机状态（监护后）：即监控后等监测状态，当正在监控时，用户选择强制撤销监控，终端状态即先停止当前监测，并将监测状态切换至监测后（待机状态），在此状态，操作人员有 1min 的悔步机会，如通过右键功能将该终端即刻唤醒，进入正常监测状态，如不做悔步操作，则待机 1min 后，监测后状态便自动进入离线状态。

（3）同步监测：同"会诊模式"，指当前患者正处于本机与异地监测中心同步、同时监测的状态。

（4）离线状态：指没有连接到数据服务器的终端都是离线状态。

3. 心电图的存储、显示和打印

（1）心电数据可以使用数组存储，因为心电本身的波形数据是固定的。要使分析后的结构既能快速查找，又能任意添加和删除，则只有块索引的方式才能完成。

1）将心电信号划分成固定大小的块，如 1min 的数据为一个块。

2）建立一个指针数组，其大小和心电信号划分的块大小相同。

3）将以每个波为单位检测到的心电结果按照心电划分的区域范围，以链表的形式挂接到指针数组上，这样做有两个好处：①因为是以链表的形式存储，所以可以任意地添加、删除和修改；②因为有了一个指针数据，相当于一个位置索引，所以即使在极端的情况下，对于识别数据的搜索比较也不会超过几百次，大大减少了搜索的时间。

（2）心电的显示和打印是不可分的。标准的心电坐标图纸被分成正方形的格子，每一个大格子的宽和高都为 0.5mm，宽代表 0.2s，高代表 0.5mV。心电在屏幕上的显示一般无法遵守这个规则，但是大小可以缩放，比例不可以变，在缩略图的显示中可以不显示网格，在正常和放大的图中则最好显示网格以便医师使用。心电在打印时必须和标准的坐标纸相同。

以上要求会给编程带来一个问题。因为在屏幕和打印机上绘制图形时分辨率是不同的，而计算机的绘图程序编制通常以像素为单位。这种情况下，只有物理坐标才能同时满足这些要求，考虑到编程的简单性，写程序时在对外接口时以 0.01mm 为坐标单位交换数据，而在内部运作时则以像素为坐标单位，屏幕上绘制的效果和打印出来的效果就没有差异了。

心电智能检测和诊断算法初期用 Matlab 编程，确定并改进算法，算法确定后改为 C 语言实现，同时适应实际应用中实时、动态检测的要求，对算法细节进行修改。使用国际通用的 MIT-BIH 心律失常数据库对算法进行测试。

第六节　云数据中心平台设计

无线远程医疗云数据中心平台由全局设备认证中心、数据库服务网关、数据通信网关、分布式数据中心、网络数据通信协议 5 个部分组成，为外围的数字化医疗数据采集终端和客户检测监测工作站搭建统一的接入平台，实现平台设备统一接入、终端资源统一分配与管理、终端统一认证、检查数据分布式存放及各医师工作站统一调用等功能。

一、全局设备认证中心

1. 接入认证中心　为数字医疗设备接入厂商提供接入申请、材料提交、申请流程查询、设备编码发放、密钥发放、工作站登录账号发放等功能。平台管理实现材料审核、厂商管理、设备管理、工作站账号管理等功能。

2. 身份认证中心　提供设备身份认证的功能，数字医疗设备通过接入认证并得到平台分配的设备编号和通信密钥之后直接与认证中心交互，进行身份认证并记录，起到安全接入、可追查、防抵赖的作用。

二、数据通信网关

数据通信网关结构见图 2-4。

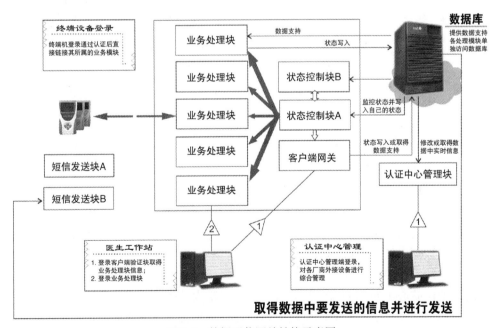

图 2-4　数据通信网关结构示意图

1. 功能　数据通信网关主要用于处理各个工作站和终端的请求及将终端数据转发到相应的医师监测工作站。

2. 结构　数据通信网关主要由客户端登录验证应用块、数据处理应用块、状态监控应用块、短信通知块组成，各个应用块封装成单独的执行单元，各个模块运行时的状态信息由状态监控块统一管理。

（1）客户端登录验证应用块：用于验证工作站账号合法性及分配通信信道。

（2）数据处理应用块：用于处理工作站及数字终端的数据传输业务（数据存放及提取）。

（3）状态监控应用块：用于守护各业务进程，保证其正常稳定地工作，记录终端和医师工作站网络数据交互的详细日志。

（4）短信通知块：用于发送短信通知。

3. 分布式数据中心　主要用于存储患者数字检查的原始数据，存储医师诊断结果和建议，并对数据进行分类存放，建立统一索引，形成专业的大容量数据库，所有医院的患者的原始检测数据分布汇集到各数据中心服务器，监测工作站数据从此服务器下载，从而实现患者数据的统一管理，避免医疗事故的纠纷，同时也可以减少短时间内的重复检查。

（1）数据库服务网关：用于为整个系统提供数据信息存取支撑。

（2）网络数据通信协议：用于定义外围终端和工作站之间数据交互标准及交互指令集、参数集，是系统对外通信的标准协议。强大的容错机制实现了不同网络环境下高效稳定的数据传送。

第七节　卫生信息平台网络接入方案设计

现代远程心电监测系统属于远程医疗服务的主要内容之一，在临床应用中，多要求与上级（如省、市或国家卫生信息平台）平台接入，故在远程心电监测系统设计与实现时必须考虑各种应用环境的需要。

医疗信息数据的传输网络一般分为公网、专网两种。为安全考虑，远程心电监测数据如需与上级平台接入，我们选择通过专网中的前置服务器实现两个网络中的心电数据中转；所有数据、报告、档案由上级平台（如省、市或国家卫生信息平台）统一存储、分配、管理，并实现远程数据、报告与档案的共享；各区域或各异地医院心电数据的监测与分析由设置于院内的心电监测中心或心电图室的心电分析工作站完成，所有心电数据和心电分析报告的查阅及调阅可以在自治区级平台统一呈现。

一、医院监测网络体系

医院心电监测有两种方案可供选择：①有线网络（局域网）或无线局域网（WiFi）；②广域无线网络。院内患者可根据医院网络环境选择合适的监测终端（如蓝牙版、WiFi版、3G版、4G版），一般选择 WiFi 版远程心电监测终端。

患者身上佩戴的 WiFi 版远程心电监测终端与邻近的 WiFi 接入点建立无线链路和逻辑连接，将采集到的心电数据发送到接入点（access point，AP）。AP 通过医院的局域网将数据转发到监测服务前置机（配置内、外网双网卡）上，由前置机与院内分析中心和远程云数据管理中心进行数据同步，实现远程数据共享和调阅。

AP 通电后立即尝试连接局域网上的前置机服务器，前置机服务器的 IP 和端口号及 AP 的网络配置都写在配置文件中，用户可以手动修改，连接成功后进入就绪状态。

如果有携带 WiFi 移动监测设备的患者进入 AP 的覆盖区域，WiFi 移动监测设备将会查询到 AP 并与之建立 ACL 链路，AP 接受连接将会进行主从切换，保证AP 作为院内监测网络的主单元可以继续被其他 WiFi 移动监测设备发现和建连。之后 WiFi 移动监测设备和 AP 之间进行无线连接。AP 向服务器报告有 WiFi 移动监测设备进入该区域，此后 AP 将透明地转发 AP 和 WiFi 移动监测设备之间的双向数据。主机可以通过 AP 和 WiFi 移动监测设备的串口替代功能完成控制、数据采集功能。当患者离开此 AP 的覆盖范围后，链路中断，AP 向前置服务器报告WiFi 移动监测设备离开该区域，同时患者携带的 WiFi 移动监测设备开始搜索新的 AP。医护人员根据 WiFi 移动监测设备与 AP 相连的情况可以获知患者在整个病区内的活动情况。

二、院外远程心电监测网络体系

院外用户多选择 3G、4G 版远程心电监测终端进行监测和护理。院外用户（家庭、社区、个人）佩戴远程心电监测终端采用广域无线网络（GPRS、3G、4G）将心电数据上传至公网专用服务器群（云数据管理中心）进行数据存储，而医院平台运行于专用局域网中，为使远程心电数据能实时与上级平台同步，故在医院平台专网中放置一台前置服务器，此前置服务器与远程心电服务器实时连接，并可实时将心电原始数据同步于上级云平台，监测中心或心电图室医师通过专网即可对远程心电监测用户的心电数据进行浏览。用户可不受时间、地点、生活方式的影响，实现心电信息的实时传输与监测。

监测过程中，医师可通过平台将实时诊断意见，或实时医嘱通过短信反馈到监测用户终端（液晶触摸显示）或其家属的手机服务端。

监测结束后，医师通过数据回放可对用户 24 小时（或更长时间）的数据进行综合分析（人机对话），出具动态心电图综合分析报告，以 BMP、JPG、TIF 图片格式或 PDF、DOC 文件格式，由心电分析客户端软件通过 Web Service 接口上传至上级云平台，供医院或用户及其家属通过平台统一查询、调阅、打印。

三、前置机接入体系

前置服务器的应用目的为在确保医院专网网络安全的同时实现与公网远程心电服务器心电数据的实时同步及数据上传、下载与推送功能，同时记录数据同步推送状态至前置服务器的数据库中，每例数据推送成功后修改其状态为已推送，所有状态为未推送的数据会排队循环推送直至成功，以实现通信容错，保证数据完整不丢失。

上级云平台心电数据接收接口分为原始数据接收和分析报告接收两个接口，均以 Web Service 方式实现，由医院提供接口方法定义，由上级云平台协助实现逻辑功能。

1. 平台通信　基于无线网络（2G、GPRS2.5、GPRS2.75C、3G）、有线网络及 TCP 协议进行通信，可以实现多路设备数据实时直播，不受时间和地域的限制，为终端、服务器及医师工作站提供安全可靠的网络通信保障。

2. 通信协议　系统以终端和服务器通信，医师工作站与服务器通信划分为两个通信协议集：①移动终端/数据中心（TD）协议集；②医师工作站/数据中心（MD）协议集。

稳定的网关、高效适用的通信协议及超强的容错机制是智能设备稳定传输的关键。

小　结

现代远程移动心电监测系统是一种基于物联网、云计算及 3G、4G 无线通信网络，面向医院、社区、家庭三位一体的新型远程心电监测系统。它能为用户提供时间更长、活动空间更大、方式更灵活的心脏功能监测服务，提高了心电监测的科学性和准确性。

心脏疾病的发作具有突发、迅速、无法预测、死亡率高的特点，所以该系统将人体–心电监测终端–云数据管理中心的实时、动态心电信号进行实时监测、自动诊断、自动报警，并对用户异常事件自动报警（心率、心律事件七级预警）、远程会诊、远程咨询及亲情关注同步监测等"医–患–家属"三向互动功能进行了创新设计，为用户提供了远程实时监测、远程紧急救护、远程疾病预警、远程医学咨询和指导等全方位的远程医疗，真正实现了现代远程心电监测"亦监亦护"的服务理念。另外，该系统还提供了"省电监测、全时监测、会诊监测"等多种临床监测模式，适合家庭、社会、医院等不同环境灵活应用。

近年来国家对远程医疗信息化建设十分重视，现代化的医疗服务研究均应以物联网、智慧化、云计算、大数据的创新眼光来考虑未来远程平台的接入问题。笔者所在团队还对目前、未来各种远程智慧医疗服务模式进行了系统且深入的研究与实践，在实现移动远程实时心电监测系统的同时，还研发、设计了远程云数据管理平台，将多年来成功研发、应用的远程心电检查、远程心电/血压监测、远程多参数移动监测、远程院前急救移动监测、远程康复诊疗、远程脑卒中单元网络、远程健康培训教育等一系列远程医疗服务项目进行物联整合，打造综合远程医疗健康管理服务平台，与此同时，还开放各种外源数据接口，可与医院院内信息管理系统、区域信息化管理平台及国家上层医疗卫生信息平台对接，兼容目前大多数厂商医疗终端的无缝接入。

（吴宝明　储　伟）

参 考 文 献

曹少平，刘剑，2016. 智能移动心电仪在移动医疗中的设计与实现. 中国医疗器械杂志，40（4）：250-253.

陈永波，徐静波，王云峰，2017. 基于IOCP的远程心电监控系统设计. 微型机与应用，36（18）：99-102，105.

盛静宇，石红建，王丽，等，2018. 基于心电网络信息平台的移动心电监护应用效果分析. 中国卫生信息管理杂志，15（6）：678-681.

吴一川，2017. 家庭心电远程监护系统的研究及应用. 中国医疗器械信息，23（6）：112-114.

严岳文，万相奎，李凤从，等，2019. 可佩戴式远程心电采集终端的设计与实现. 计算机测量与控制，27（1）：185-189.

赵嘉宁，朱鹏志，周恒艳，2017. 基于结构对可穿戴便携式心电监测仪性能要求的探讨. 中国医疗器械信息，23（9）：51-53.

周童桐，毛维安，王丹瑶，等，2017. 基于STM32与Android的远程心电监测分析系统. 物联网技术，7（8）：22-25.

第三章 远程心电监测的法律规范研究

　　远程心电监测是指对心脏的生理活动进行电信号的监测，并对监测的信号进行远距离的传输，从而将相关数据传输给数据中心以进行诊断分析，然后再把检测结果回传给患者或医师，以进行临床判断和干预的现代化心脏检查模式。远程心电监测的出现和发展极大地改善了心血管患者的诊断和治疗方案，成为近年来心电学上的重要发展成果。

　　心电图检查仪器历史悠久，心电检查普遍高效，在临床上具有极大的使用价值。心电图检查发展至今，出现了多种不同的衍生产品，也出现了医院心功能室使用 12 导联心电图进行常规检查、对院外患者进行 24h 动态心电图检查等多种检查手段。同时，伴随着互联网技术的不断发展与信息产业技术的不断进步，还出现了多种远程个人可穿戴（便携）式心电监测设备。其主要用于：①社区患者的管理，轻症患者的处置及药物疗效观察、不良反应监测；②进行科研数据统计和研究；③方便患者自助检查；④用于院外患者的统一管理。

　　当前，随着无线网络和智能手机的普及，便携式心电监测设备从大医院深入到普通百姓。在监测设备不断升级的同时，远程监测系统也在不断改进和发展，较多平台可以进行交互式交流，且在传输的方式及判读的精准性方面逐步升级，由此已成为心脏疾病诊断的重要组成部分。但是，远程心电监测如火如荼开展的同时也暴露出诸多法律与社会问题，如远程心电监测服务合同的法律性质归属、被监测者隐私权的保护、服务合同中的法律管辖、远程监测服务过程中医患关系的权利和义务、远程监测服务中的法律责任等。

　　由此可见，远程心电监测的开展在我国仍属于且行且探索的阶段，如何使用以便更好地服务患者仍需要国内医学及法律专家学者共同探讨研究。

第一节 开展远程心脏监测的构成要素

一、终端采集设备

　　终端采集设备即能够对患者进行远距离采集心电信号的终端设施或能力保障，类似终端目前在国内种类较多，设备质量也是参差不齐，但总体而言，该类终端采集设备技术参数应符合国内标准或行业标准，同时符合国家药品监督管理局关于医疗器械注册申报的要求。

二、远距离传输

远距离传输即远程监测的信号通过媒介手段进行的传输。目前国内开展远程监测信号传输的方式多种多样，从较早的经电话线声音信号的传导发展到今天经4G 网络+互联网全覆盖的网络信号传导。在目前大力推进 5G 的时期，远程心电信号传输需符合互联网信号传输的有关规定。

三、诊断的效能、安全性及质量管理

诊断即完成远程心电信号最终的解码、判读。该要素是远程心电监测的重要部分，不仅数字信号的解码要准确无误，而且要求心电医师的判读应遵守医疗管理章程。

四、综合会诊服务中心

完整的远程心电监测不仅仅是完成对患者的远程监测，也应该具备临床医师、护士、技师等综合医疗服务团队，从而能够诊断患者病情，提供及时的医疗服务，并实现远程–现实医疗的闭合对接。

第二节　远程心电监测的法律渊源与法律关系

伴随着硬件研发技术及互联网技术的快速发展，远程心电监测在国内多家医疗机构均已开展，同时伴生了各种法律案件。为了能够更好地探讨远程心电监测的发展方向，关于其法律特征的具体研究如下所述。

一、直接法律渊源

开展远程心电监测服务的直接法律渊源应包括提供心电信号远程监测诊断服

务的法律关系。心电信号远程监测在法律概念的界定上属于服务合同的一种。《中华人民共和国合同法》第一百二十四条是"兜底"条款，可将远程心电监测服务双方归纳为债权债务关系，从而作为技术服务合同的一种，合同双方主体为患者和远程监测公司或提供远程监测的医疗单位。而另一心电信号诊断服务的法律关系，合同双方主体应为患者与判读医师，双方不仅应遵守《中华人民共和国合同法》第一百二十四条的规定，更应在《中华人民共和国侵权责任法》《中华人民共和国执业医师法》规定内开展监测服务。2014年，国家卫生和计划生育委员会出台了《远程医疗信息系统建设技术指南》，明确指出了远程医疗服务中的诸多技术要求和规范，为今后远程心电监测的开展提供了很好的参考和指导。

此外，在设备生产要求方面，《医疗器械监督管理条例》《医疗器械注册管理办法》等法规条例，以及 YY0885-2013、YY1139-2013、JJG 1042-2008、GB9706.1-2007（电气安全性）、YY0505-2012（电磁兼容性）、GB/T16886.1-2001（生物相容性）、GB/T16886.5-2003、GB/T16886.10-2005、YY0316-2008（产品风险管理）等一系列行业标准均应该作为开展远程心电监测的法律渊源。

二、间接法律渊源

关于远程心电监测的法律模型，国内学者大多主张"三元论"和"两元论"。"三元论"观点认为，在远程心电监测这一事实关系中，患者、传输商、判读机构呈现三方权利与义务相互制约的法律主体，三方关系互为犄角，为一个整体。而"两元论"的学者认为，在远程心电监测服务中，仅是提供技术服务与购买技术服务的权利与义务关系，传输和判读属于提供服务的内部组织关系，应由内部管理规定进行调整。

三、法 律 关 系

结合国内目前开展远程心电监测的实际情况，笔者认为，我国远程医疗服务不仅仅是为患者提供单纯的数据监测服务，还应对患者病情的判断和处理具有一定的诊断指导意义，但三方关系又并非简单的三方购买服务协议。仔细分析其中的法律关系，首先，较主要的应为患者和医疗机构间的医疗服务合作关系，患者信任并购买的仍为医疗机构所提供的服务，双方权利与义务关系仍受医疗相关法律、法规约束。其次，数据的传输和采集应分别通过新技术、借助新媒介向医患双方开展新兴服务合同，其自身不仅受到数据传输及生产规格标准相关的法律、法规约束，同时在数据的采集和保密的处理上也应遵照医疗法律规范，对患者严格负责，认真对待。笔者认为，其法律关系应为双方平行展开又相互交叉的新型法律模型。

第三节 远程心电监测的双方权利与义务

鉴于此种法律模型的建立，三方的权利与义务关系就很清楚地展现在面前，具体如下所述。

1. 被监测者，即远程心电监测的服务对象，多为患者或保健对象，其享受的权利和义务总结如下。

（1）基础完整的权利至少应包括：①享受所提供安全、准确心电数据监测的权利；②享受结合其主诉或体征得出初步诊断的权利；③对其数据或诊断进行咨询的权利；④远程判读数据或报告的所有权等。

（2）被监测者所尽义务应包括：①支付数据收集、传输费用的义务；②支付远程心电数据判读费用的义务；③向数据传输中心或判读中心如实提供身份信息及基本信息的义务；④配合开展相关检查的义务等。

2. 对于数据收集和传输方，鉴于多种合作模式中数据的收集和传输形式不尽相同，其应具备的最基本的权利和义务总结如下。

（1）应享有的基础权利应包括：①对其数据服务收取一定费用的权利；②要求被监测者缴纳设备押金或保证金的权利；③实名或据实收集被监测者身份信息或体征信息的权利；④有权要求被监测者或数据判读方遵守相关合法、合规制度的权利；⑤共享数据的权利等。

（2）应尽义务至少应包括：①为被监测者提供安全、准确、有效的数据收集及传输服务的义务；②向数据判读者提供安全、准确、有效的数据传输服务的义务；③对其设备进行定期检修或维护的义务；④就其数据内容或信息进行保密的义务；⑤提供查询或备份的义务等。

3. 数据判读一方多为医疗机构或具备医学背景的机构，其具备的权利和义务较为规范，不仅要求遵守《中华人民共和国执业医师法》中关于诊断和检查的各项要求，同时还应注意电子数据传输中的时限性及个体识别等困难，该部分权利和义务相对规范和全面，归纳如下。

（1）应享有的权利具体包括：①收取判读费用的权利；②要求被监测者提供实名或真实就诊信息的权利；③合理规避因数据传输或收集不良导致不准确的权利等。

（2）应履行的义务具体包括：①遵守执业法规、法律的义务；②保证实施实名判读的义务；③设立危急值提醒的义务；④能够为被监测者提供规定时间内全面覆盖监测的义务等。

以上概括仅为目前开展的几种远程心电监测的总结，伴随着科学技术的不断进步和发展，新型采集、传输方式会不断产生，三方权利与义务关系也将随之不断变化和调整。

第四节　开展远程心电监测过程中的法律问题探讨

纵观国内目前开展的远程心电监测服务，尚未明确出台具体管理细则或解释说明，而国内关于远程心电监测的法律机制研究也大多局限于数据的传输管理等方面，鉴于目前情况，对远程心电监测过程中的法律问题简单总结分析如下。

一、远程心电监测法律管辖的问题

对于远程心电监测服务出现医疗纠纷时，如何确定法律管辖权并进行合理维权，很多人存在疑惑。

《中华人民共和国民事诉讼法》（以下简称《民事诉讼法》）第十七条、第十八条、第二十条的规定能够较好地解释级别管辖的问题，对于属地管辖，除遵守《民事诉讼法》第二十一条的有关规定，以被告地为案件受理管辖地外，如果出现数据传输与判读所在地不一致时，如何处理？首先，《民事诉讼法》第二十三条明确规定，因合同纠纷提起的诉讼，由被告住所地或者合同履行地人民法院管辖，因此最具备管辖权的首先应为判读数据中心（多为医院）所在地人民法院，数据传输中心住所地或注册地法院均有可能成为具有共同管辖权的机构。其次，《民事诉讼法》第三十四条明确规定，合同或者其他财产权益纠纷的当事人可以书面协议选择被告住所地、合同履行地、合同签订地、原告住所地、标的物所在地等与争议有实际联系的地点的人民法院管辖，但不得违反本法对级别管辖和专属管辖的规定。可见，订立服务合同时如对管辖权进行约定和说明，也可遵照约定或说明进行。最后，《民事诉讼法》第二十八条明确指出，因侵权行为提起的诉讼，由侵权行为地或者被告住所地人民法院管辖，为了能够更好地保护患者权益，也可以在侵权行为地管辖法院进行诉讼维权。

二、远程心电监测服务中人身及财产损害责任如何承担的问题

患者进行维权的过程中，数据收集、传输方与判读方如何承担责任？就当前法律实务而言，目前责任分配多为两种模式，一种为双方连带责任，即两个或两个以上当事人对其共同债务全部或部分承担，并能因此引起其内部债务关系的一种民事责任，具体为无限连带或是按份连带责任，应视具体情况而定；另一种模式既区分数据收集、传输和被监测者在法律上为合作关系，即为违约责任，依《合同法》处理，同时又考虑判读被监测者属医疗损害侵权责任，即为侵权责任，由医方承担举证责任，被监测者仅证明双方存在合同关系即可，而数据传输方和判读方承担共同侵权责任。

三、目前国家颁布出台的相关规定

近年来，国家积极倡导远程医疗服务，提倡借助信息化手段发挥分级诊疗的优势，促进优质医疗资源纵向流动，鼓励开展多种形式的远程医疗试点工作，并相应出台了一系列的国家部门规章、政策。2014 年出台的《国家发展和改革委员会、国家卫生和计划生育委员会关于组织开展省院合作远程医疗政策试点工作的通知》明确要求开展远程医疗政策试点工作，并探索市场化的远程医疗服务模式和运营机制，首次从国家政策中明确鼓励开展远程医疗。2014 年国家卫生和计划生育委员会医政医管局发布《关于推进医疗机构远程医疗服务的意见》，提出可向医疗机构外的患者直接提供的诊疗服务包括远程医学影像（含心电图）诊断、远程监护等。

伴随国内大数据概念的建立及社区公共卫生医疗水平的大范围提高，2015年，国务院办公厅印发的《关于推进分级诊疗制度建设的指导意见》明确指出，充分发挥互联网、大数据等信息技术手段在分级诊疗中的作用，鼓励二、三级医院向基层医疗卫生机构提供远程心电图诊断等服务，鼓励探索"基层检查、上级诊断"的有效模式。2016 年，伴随国内医疗"互联网+"概念落地，国务院办公厅印发的《关于促进和规范健康医疗大数据应用发展的指导意见》规定，通过"互联网+健康医疗"探索服务新模式、培育发展新业态；全面建立包含远程心电诊断服务的远程医疗应用体系。2016 年，国务院《关于印发〈"十三五"深化医药卫生体制改革规划〉的通知》，明确要求大力推进远程医疗服务体系建设，鼓励向基层医疗卫生机构提供远程服务，提升远程医疗服务能力；利用信息化手段促进医

疗资源纵向流动，提高优质医疗资源的可及性和医疗服务的整体效率；健全基于互联网、大数据技术的分级诊疗信息系统；推动医疗联合体建设，与医保、远程医疗等相结合。2017 年国家卫生和计划生育委员会发布《关于印发〈"十三五"全国人口健康信息化发展规划〉的通知》，首次将开启远程医疗服务新模式，提供心电诊断服务健全，检查结果互认共享机制作为国家未来发展的蓝图，极大程度上促进了我国远程心电监护事业的快速发展。2020 年，远程心电监测依然是大力推广的新技术和新项目。

对于开展远程心电监测服务，应以鼓励为主，立足当下。为了更好地响应国家号召，迎接全民医疗健康互联时代的来临，我们应该积极努力，共同研究远程心电监测服务中的各种问题，协助出台国家远程心电监护的综合指南和行业标准，推动我国远程心电监测服务的快速发展。

（李　康　刘　刚　苏晓茹）

参 考 文 献

陈运奇，卢喜烈，张丽娟，等，2009. 远程心电监测系统在区域协同医疗中的应用. 医学信息学杂志，30（6）：15-18.

国家卫生和计划生育委员会，2014. 远程医疗信息系统建设技术指南.

王红宇，2017. 远程心电监测面临的困境与展望. 实用心电学杂志，26（5）：305-307.

徐丽英，邢福泰，王红宇，2010. 心脏远程监护系统对心血管疾病的临床应用价值. 中西医结合心脑血管病杂志，8（8）：1002-1003.

Vinck I, De Laet C, Stroobandt S, et al, 2012. Legal and organizational aspects of remote cardiac monitoring: the example of implantable cardioverter defibrillators. Europace, 14（9）：1230-1235.

第四章　中国远程心电监测专家建议

中国医药信息学会心脏监护专业委员会在前任主任委员顾菊康教授的领导下，多次提议、策划和组织讨论关于《中国远程心电监测专家建议》的事宜。自2014年1月10日第四届心脏监护专业委员会成立以来，在新任主任委员侯月梅教授的领导和黄永勤会长的关怀下，这项工作作为专委会一项重要且有意义的工作被落实。它是远程医疗的重要部分，是当前急需规范的检查项目。《中国远程心电监测专家建议（讨论稿）》是在远程心电监测长期发展过程中积累的经验和教训的基础上，由中国医药信息学会心脏监护专业委员会策划、讨论提纲并汇总具体思路而形成的，旨在帮助心血管和心电专业医师和医务工作者对需要进行远程心电监测的患者作出评估、监测和诊断，其核心内容主要有以下几点。

（1）需要进行远程心电监测的患者应该根据监测目的选用适宜的仪器，如明确监测目的是监测心率变化还是监测运动缺血。

（2）根据患者病情需要考虑监测频率和远程传输方式，如院外康复每日监测3次心电图，1周回传分析1次。

（3）监测结果发送给患者本人及社区全科医师，重症患者的结果发送给患者亲属及其主治医师，危急情况呼叫公共急救"120"或北京急救"999"。

本建议反映了远程心电监测的进展和实践经验，涉及患者适应证、适用仪器、监测和传输方法等，为临床提供了一个实用的操作建议。

对与心电图异常有关的疾病进行远程心电监测有助于早期发现、早期诊断和早期治疗。对现有资料进行分析，将资源放在最有效的方案上，提高医疗的有效性，使患者有效地使用医疗费用，获得最佳转归。中国医药信息学会心脏监护专业委员会组织并选择有实践经验的专家，考虑患者疾病、监测频率、有效花费、医保报销等情况，提出了一个实用的专家建议。制定实用的远程心电专家建议主要的难点是高质量且符合循证医学证据的研究不多，监测产品缺乏统一的标准。本建议根据现有文献资料、众多专家30多年来的实践经验及专家多次认真的讨论编制而成，反映了与医师和患者密切相关的问题和解决方法。其最终目的是服务临床，使患者利益最大化。

本建议阐述了远程心电监测的流程和方法、名词和危急值、临床应用、注意事项和仪器设备等相关问题，针对各种累及心脏的慢性病、危及心脏的心电异常和康复需要的心电监测，临床需要做出规范化建议；此外，本建议还可以帮助医师合理选择远程心电监测的仪器、方法，确定监测频率，分析结果；帮助患者节约成本、提高资金效率，为医保提供依据。

一、仪 器 设 备

仪器设备是开展远程心电监测的基础，其性能的好坏直接影响远程心电监测服务的能力和水平。各医疗单位和医学专家在开展远程心电监测时，应根据不同应用场合、服务对象选择合适的仪器设备。需要注意的是，这里的"监测"在不同应用场合可分别含有"检测""监测"或"监护"之意。

一套完整的远程心电监测系统通常由监测终端、监测服务器、监测中心三部分组成。本章根据笔者的认识和应用经验，就上述三部分设备的要求提出一些建议，供大家参考。

（一）监测终端

监测终端是远程心电监测系统的"感应器"，是服务的信息提供者。选择监测终端时应重点关注以下内容。

（1）设备功能：了解设备是用于检测、监测，还是监护，目前常见的设备有心电检测终端（又称心电图机）、动态心电监测仪（Holter）、实时心电监护仪等。

（2）导联数量：了解设备的导联数量，应根据应用定位，选择单导、2 导、3 导、5 导、7 导或更多的 12 导、15 导、18 导设备。

（3）监测电极：目前心电监测终端常见的电极有贴片电极、吸球电极、肢体夹电极和穿戴式电极、干电极等，应根据应用场合（医疗诊断、健康监测）、监测对象、监测时间等选择不同的监测电极。

（4）存储时间：目前市场上已有几十秒片段、几十分钟短时、24h 及连续多日监测长时的各种设备，应根据不同应用目的选择相应存储时间的监测设备。

（5）传输方式：远程传输功能是远程心电监测终端不同于传统心电监测终端的特有功能。目前通信的方式较多，有线通信有 USB、电话传输、局域网、宽带网，无线通信有蓝牙、WiFi、GPRS、3G、4G 等，应根据实际使用环境、传输距离等选择不同传输功能的终端设备。

心电监测设备作为医疗器械，必须满足有关国家、行业标准对设备性能和安全性的要求。以下是建议重点关注的部分重要技术性能指标。

（1）灵敏度：衡量设备响应心电信号变化能力的重要指标。由于心电信号属于微弱信号，要求监测设备必须具有足够高的灵敏度，至少应能对 $50\mu V$ 的信号记录到可分辨的波形。

（2）噪声电平：反映设备噪声水平的指标，噪声电平越低越好。对于心电监测设备，输入端短路时，一般要求折合到输入端的噪声电平不超过 50μV 峰值。

（3）频率响应：反映信号通过能力的重要指标。心电监测过程中存在基线漂移、工频、肌电等多种高、低频干扰，因此必须设计高通、低通滤波器滤除干扰，但滤波器同时也可能造成心电信号失真。例如，高通截止频率过高可能造成 ST 波形失真，过低则可能造成基线漂移无法滤除；同样，低通截止频率过低可能造成 R 波等波形钝化失真，过高则可能造成高频干扰无法滤除。在实际使用中，对于检测诊断使用的监测终端(如心电图机)，高低频截止频率应尽量放开，如 0.05～120Hz；对于动态监测、实时监护类设备，高低频截止频率可适当收窄，如 0.5～35Hz。

（4）共模抑制比：是反映设备抑制共模信号及放大差模信号能力的重要指标，在信号传输中降低噪声信号十分重要。共模抑制比越大越好，对于心电监测设备，共模抑制比要求大于 80dB。

（5）输入阻抗：是反映设备电路输入端的等效阻抗。生物体的信号较微弱，等价阻抗高，因此要求设备检测电路的输入阻抗越高越好。对于心电监测设备，输入阻抗至少应大于 3MΩ。

（6）通信速率：是反映设备数据传输能力的重要指标。通信速率越高越好，但在实际使用中，应根据需要传输的数据量和电信运营商收费率，选择合适的传输方式和通信速率。

（7）安全性能：除了满足 GB9706.1.2007 的通用安全要求外，不同类型心电监测设备还应满足相应国家、行业的专用安全要求。以下是与心电监测设备相关的部分国家、行业标准。

1）GB9706.1.2007 医用电气设备 第 1 部分：安全通用要求。

2）GB9706.25.2005 医用电气设备 第 2-27 部分：心电监护设备安全专用要求。

3）GB10793.2000 医用电气设备 第 2 部分：心电图机安全专用要求。

4）YY 0782.2010 医用电器设备 第 2-51 部分：记录和分析单道和多道心电图机安全性和基本性能专用要求。

5）YY1139.2000 单道和多道心电图机。

6）YY 0828.2011 心电监护仪电缆和导联线。

（二）监测服务器

监测服务器是远程心电监测系统的"通信枢纽"和"数据中心"，是服务的桥梁。监测服务器一般由通信服务器、数据处理服务器、Web 服务器、数据库、文件服务器等组成。其中，通信服务器主要负责数据的接收、转发；数据处理服务器主要负责数据的处理；数据库和文件服务器主要负责各种信息、数据的存储；Web 服务器负责用户信息交互访问。高工作稳定性、高通信负载能力、高信息处理能力和大存储容量等是监测服务器需要重点关注的性能指标。

（三）监测中心

监测中心是远程心电监测系统的数据"处理中心"，是服务的提供者。监测中心通常由各种心电分析工作站、监护工作站等组成，借助计算机软件、心电分析师和专家实现对心电数据的测量、分析、监护、统计、报告生成与下发等。计算机程序自动测量、分析、监护的准确度，人机交互编辑修改的方便性，输出报告的标准化与多样化等是监测中心需要重点关注的性能指标。

二、监测方法及临床应用

（一）远程心电监测的定义

远程心电监测是应用现代传输技术将心电图仪器记录到的心电信息远距离传输到心电诊断中心，进行实时分析并将结果回传给患者和主管医师，从而及时发现心电异常并在需要时联系后续救治的方法。

（二）远程心电监测的流程和方法

远程心电监测需要建立远程心电监测中心、安置心电监测系统、铺设多个心电监测终端。

1. 远程心电监测中心　有 24h 值班医师、护士或技师，保证实时接收心电信息、及时做出结果判断并将诊断回传给患者和主管医师；有明确的规章制度保证安全和质量；有优良的设备仪器、服务器，保证心电监测信号清晰、信息传递流畅、数据安全；有必要的后续支持，需要时能联系急救、住院和会诊事宜。

2. 心电监测终端　如有患者需求，由主管医师评估病情，做出申请并进行后续管理。

3. 心电结果描述及诊断　同心电图诊断标准。

4. 远程传输　可以通过有线电话、无线手机、公共宽带网络、专用局域网和无线 WiFi 等实现。

5. 远程心电监测的大数据处理　为了提高对远程心电大数据的处理能力，动态心电图可以采用心电散点图技术进行。

（三）远程心电监测的临床应用

1. 对心血管相关症状的监测，可发现心电异常。
2. 慢性病如冠心病、高血压治疗过程中的心电变化观察。
3. 危及生命的晕厥、猝死长时间监测，急救过程中的连续监测。
4. 康复过程的心电监测和定期检查。
5. 其他需要进行心电监测的累及心脏功能的疾病。
6. 极限运动爱好者和特殊工种作业者的心电活动监测。

（四）远程心电监测注意事项

1. 导联的选择　远程心电监测有单导联、2 导联、多导联，其作用如下。
（1）监测心率变化、筛查心电图异常：可以优先选择单导联记录仪，其应用方便、患者依从性好。
（2）确认室速、严重心律失常：可以优先选择 2 导联记录仪，避免干扰造成的误诊或漏诊。
（3）判断症状发生时的心肌缺血部位：可以优先选择多导联记录仪，多部位同步监测，便于分析评定。
2. 监测时长的选择　远程心电监测时长有几十秒、几十分钟、24h 及连续多日监测。
（1）监测几十秒：主要用于心率记录，比较心率变化，可以筛查症状发作时的心电图异常，可以优先选择手持式、单导联、干电极记录仪，因其方便、实用。
（2）监测几十分钟：主要用于筛查症状发作时的心电图异常，可以观察运动时的心率变化。优先选择贴片电极和 2 导联记录仪，也可以选择单导联记录仪。
（3）监测 24h：主要用于初诊或治疗后对比心电图昼夜情况。分析每小时的演变状况及与日常活动相关的心律失常或心肌缺血。可以优先选择多导联记录仪。
（4）连续监测多日：主要用于严重，但发作频率低的晕厥、黑矇等心电图异常的确诊。优先选择贴片电极、2 导联记录仪，主要记录快速性和缓慢性恶性心律失常。

3. 监测目的的选择

（1）监测基础心率变化：每日早晨起床前记录心电图，记录同日午睡前后、晚上睡觉前的心电图并进行比较。可以优先选择单导联、手持式、干电极记录仪，方便、快捷。短时程监测 30～60s。

（2）监测运动心率变化：每日运动前、中、后连续记录心电图，确认运动心率的变化程度，筛查是否发生心律失常。可以优先选择单导联或 2 导联、贴片式电极记录仪，便于上肢运动，避免运动干扰造成误判。监测时程为 30min 至 2h。

（3）监测特殊工种心电变化：如司机、驾驶员，工作前、中、后连续记录心电图，确认工作过程中心率的变化程度，筛查是否发生心律失常、心肌缺血。可以优先选择 2 导联或多导联、贴片式电极记录仪，避免运动干扰造成误判；可以选择穿戴式、干电极记录仪或单导联、贴片式电极记录仪，方便进行筛查。监测时程 12～24h。

三、诊 断 术 语

1. 窦性

（1）窦性心律，平均心率（次/分）。

（2）窦性心律失常及房室传导阻滞：①窦性心动过速，窦性心动过缓；②窦性停搏（最长 R-R 间期为多少，最长 P-P 间期为多少）；③窦房传导阻滞（一度、二度）；④房室传导阻滞[一度、二度Ⅰ型、二度Ⅱ型、高度、三度（交界性逸搏）]。

（3）室上性心律失常及心动过速

1）房性

A. 房性期前收缩（偶发或频发、多源、折返性），室内差异性传导，房性期前收缩未下传

B. 房性心律

C. 房性逸搏

D. 非阵发性房性心动过速

E. 阵发性房性心动过速

2）交界性

A. 交界性期前收缩（偶发或频发）

B. 交界性心律

C. 交界性逸搏

D. 非阵发性交界性心动过速

E. 阵发性交界性心动过速

（4）室性心律失常及心动过速

1）室性期前收缩（偶发或频发、多形性或多源性），二联律

2）融合波

3）室性逸搏

4）室性自主性心律

5）加速性室性自主性心律

6）并行心律

7）室性心动过速（短阵或阵发、多源性、分支性）

8）扭转型室性心动过速、心室颤动、心室扑动

（5）心室内及心房内传导

1）心室内传导

A. 左前分支传导阻滞

B. 左后分支传导阻滞

C. 不完全性左、右束支传导阻滞

D. 完全性左、右束支传导阻滞

E. 心室预激

2）左、右心房传导异常

（6）心肌梗死（急性或陈旧性）：描述哪些导联出现 Q 波，ST 段抬高，并且通知相关医院的医师询问患者的临床表现。

（7）ST 段，T 波，U 波

1）ST 段改变（呈水平型、下斜型、上斜型压低或抬高，压低或抬高多少？）

2）T 波异常（呈低平、双向或倒置）

3）Q-T 间期延长或缩短

4）U 波或 T 波高尖

5）J 点抬高[早期复极或 J 波综合征（结合临床）]

（8）电轴与电压

1）电轴左、右偏

2）电交替

3）低电压

4）顺钟向或逆钟向转位

（9）心腔肥厚（结合心脏彩超）

1）左、右心房肥大

2）左、右心室肥厚

3）双室肥厚

2. 异位心律

（1）心房颤动，心房扑动（快心室率或慢心室率），伴室内差异性传导，长间歇（最长 R-R 间期为多少？）

（2）房性心动过速（PP 频率为多少？传导比例为多少？）

（3）室上性心动过速（要考虑房室结折返性心动过速或房室折返性心动过速）

3. 起搏心律

（1）心房或心室起搏心律，单腔、双腔或三腔起搏心律。描述起搏频率。

（2）心房感知心室起搏波或节律

（3）心房、心室感知不良

（4）心房、心室起搏不良

4. 其他

（1）Brugada 综合征

（2）洋地黄效应

（3）洋地黄中毒

（4）高钾血症、低钾血症或药物作用

（5）高钙血症、低钙血症

（6）右位心等

四、危急值报告

1. 急性心肌梗死。

2. 窦性停搏（4s 以上）。

3. 室速、室颤、室扑。

4. 肺栓塞。

5. 三度房室传导阻滞。

五、远程心电监测概念更新

经过近 50 年的努力和实践，远程心电监测的概念不断发生变化。初期以发现与心血管症状相关的心电图心律失常为目的；目前进展为以发现心肌缺血、冠心病、心肌梗死并进行急救为目标；未来主要服务于慢性病、亚健康人群。未来概念主要包括以下几点。

（1）远急危重症心电监护：利用现代通信技术将监测的心电图进行远距离传输，实现患者心电实时监测、异地会诊和心电危急值及时报警，提供后续救治。

（2）急症之外的远程心电监测：利用现代通信技术将院外患者心电图进行远距离传输，进行异地诊断、会诊，为后续诊疗提供依据。为院外患者或基层卫生机构提供服务。其特点为技术实用、可操作性好、性价比高、方便快捷。

（3）自助远程心脏健康监测：对社会上健康或亚健康及有职业需要的人群进行心电监测。其特点为长期、随意、自助、需要咨询服务。

（侯月梅　顾菊康　孙兴国　卢喜烈　王红宇　钟杭美　陈清启　张海澄

李方洁　吴宝明　储　伟　尹彦琳　石亚君）

参 考 文 献

陈青萍，2015. 国内外远程无线实时多参数健康监护技术的临床应用进展. 实用心电学杂志，24（1）：34-39.

陈勇，2014. 健康小屋在心电远程会诊中的建设. 中国卫生产业，（32）：99-100.

邸捷，贺礼艳，郝小梅，等，2005. 电话传输远程心电监测在术前监护的临床观察及护理体会. 临床医药实践，14（9）：706-707.

邸捷，王红宇，2014. 远程心电监测捕捉心室停搏1例. 江苏实用心电学杂志，23（6）：388-389.

董春桃，隋伟，喻洪流，2014. 基于改进的差分阈值法心脏远程监测的实时与回顾性分析. 中国医学装备，11：52-54.

范平，陈晨，彭伊，等，2017. "掌上心电" E-U08心电记录仪远程监测心律失常和心肌缺血的临床应用研究. 实用心电学杂志，26（1）：10-15.

付德明，肖传实，柴颖儒，等，2005. 电话传输远程心电监测对冠心病心肌缺血的诊断价值. 中国心血管杂志，10（4）：264-267.

付德明，肖传实，柴颖儒，等，2006. 电话传输远程心电监测的临床应用. 临床心电学杂志，1：35-37.

郭平，张焱，陈光志，等，2016. 便携式远程多参数监护仪的临床应用价值及准确性评估. 实用心电学杂志，25（3）：153-158，164.

侯月梅，2016. 远程心电监护：临床作用的正确定位. 临床心电学杂志，25（5）：326-328.

华伟，曹东芳，关月，等，2005. 远程心电监测记录的临床应用. 心电学杂志，24（4）：206-207.

黄涛，丁建平，向明钧，2018. 远程实时心电监测在心电图危急值处理中的临床应用价值. 中国继续医学教育，10（26）：92-94.

李春兰，武惠敏，侯鹏，等，2013. 三导联同步心脏远程监测系统的临床应用. 甘肃医药，32（2）：115-117.

李笑英，韩姬玲，2014. 远程心电诊断急性心肌梗死1例. 江苏实用心电学杂志，23（6）：390-391.

李云飞，2016. 远程心电监测的临床应用现状. 临床医学研究与实践，1（3）：128.

刘青，徐赟，2014. 便携式远程心电分析监护仪的设计与实现. 国外电子测量技术，10：62-66.

潘荣全，张焕基，郭攸胜，等，2018. 远程心电监测系统的研究进展. 心血管康复医学杂志，27（4）：488-491.

盛静宇，石红建，孙卫红，等，2016. 远程动态心电图信息系统的临床应用价值. 实用心电学杂志，25（4）：265-267，270.

孙筱璐，2009. 便携式远程实时心电监护的临床应用研究（硕士学位论文）. 北京：中国协和医科大学.

王晋丽，陈韵岱，石亚君，等，2015. 无创心脏监护时程的选择在检出心律失常和心肌缺血中的意义. 中国心血管杂志，20（2）：119-122.

戾峰，孙玉杰，李鼎，等，2013. 远程实时心电监测仪与动态心电图对比分析. 临床心电学杂志，22（2）：93-96.

张海澄，2016. 远程心电监测：防止混珠 扎实为民. 临床心电学杂志，25（5）：321-322.

张乾忠，马沛然，于宪一，等，2011. 心电图监测技术新进展及心电图在儿科临床应用中的若干实际问题. 中国实用儿科杂志，26（2）：81-96.

Rosero SZ, Kutyifa V, Olshansky B, et al, 2013. Ambulatory ECG monitoring in atrial fibrillation management. Progress in Cardiovascular Diseases，56（2）：143-152.

Ruwald MH，Zareba W，2013. ECG monitoring in syncope. Progress in Cardiovascular Diseases，56（2）：203-210.

Thorpe JR，Saida T，Mehlsen J，et al, 2014. Comparative study of T-amplitude features for fitness monitoring using the ePatch® ECG recorder. Engineering in Medicine and Biology Society（EMBC），2014：4172-4175.

第五章 远程心脏监测临床应用进展

据联合国报道，到 2050 年，世界老龄人口将达到 9 亿，发达国家 60 岁以上人口将由 2005 年的 2.45 亿增加到 4.06 亿。国家心血管病中心发布的《中国心血管病报告 2017》显示，我国心血管病患病人数已高达 2.9 亿，未来 10 年还会呈现快速增长趋势。伴随着社会的老龄化，慢性疾病如心力衰竭、高血压、慢性呼吸道疾病和糖尿病等的患病人群也在增加，药物、医院的需求量不断增加。加拿大慢性疾病住院率高达 70%，据 WHO 统计，已有 57 个国家出现明显的卫生专业人员匮乏的情况，因此，有效合理地分配使用卫生资源十分重要。2015 年美国启动了远程教育、培训和卫生健康项目。

据报道，2015 年美国医疗保健中心支付远程医疗费用近 0.14 亿美元，其中 0.12 亿美元支付给服务平台，145 万美元支付给患者。自 2001 年起，美国医保用于支付远程医疗的费用为 0.576 亿美元，远低于美国国会预算的 1.5 亿美元。当前，美国卫生署正在向远程医疗项目倾斜，在积极组织实施远程医疗项目的同时，也挑战性地动员医师和保险公司购买项目。随着医疗监护、养老和健康保健项目的壮大，预计 2020 年美国有 0.78 亿消费者使用家庭健康保健技术，因此，远程医疗监护、诊断和治疗将有很大的应用市场。美国患者监护市场费用到 2020 年可扩增到 50 亿美元。专家公认法规和费用支付是远程医疗发展的瓶颈。

一、移动远程医疗发展愿景

在通信卫星网络平台的支撑下，用最先进的连接（从 MRI 到远程机器人的家庭诊断的监护设备）、最全面（从远程诊断到管理的软件）和最通用的信息整合和分析（可连接远程专家和医师的服务平台），以全球广源的远程医疗服务的临床专家网库为依托，快速、及时地进行放射、精神心理、全科医师、远程诊断、远程糖尿病、远程起搏器、家庭生活指导，甚至远程兽医专家的 24h 和 365 天的全球服务。

二、中国远程心脏监护应用模式

我国幅员辽阔、人口众多，但医疗资源匮乏，应发挥远程心脏监护服务模式的优势，充分利用有限的优质医疗资源，这是满足人口老化、院外慢性疾病人群剧增和健康意识增强的医疗保健需求的最有力手段。

心脏监护是远程医疗的重要组成部分。中国远程心脏监护领域的专家在远程心脏监护服务的征途中坚韧不拔地奋斗了 30 余年。远程心脏监护第一阶段：1979~1992 年，引进设备，在上海、北京等一线城市开展干部保健。第二阶段：1993~2005 年，引进并自主研发设备，在山西、山东、辽宁等省的二线城市开展干部保健和门诊监护。第三阶段：2006 年以后，利用电话及手机网络，三级医院联合社区卫生机构开展疾病监测及个人健康保健。2006 年，卫生部和中国保健协会发起"中国远程心脏监测网络体系"，由政府牵头推动远程心电监测项目。2009年上海开展了辖区 52 个站点的远程心电监测服务，探索实践了一线城市远程心电监护服务于市民的模式。2011 年，济南探索了三级甲等医院-县市级医院-基层医疗机构分级远程心电监护协作的服务模式。2012 年，山西省远程心电联盟成立，探讨了省、市、县、乡镇和村的 5 级远程心电监护协作服务模式。2012 年，第三军医大学（现为陆军军医大学）成立了西南地区远程心电会诊中心，探讨区域覆盖面如西南各省（市）三甲医院、区县医院、社区卫生服务中心、乡镇卫生院和村卫生室的多级区域协同远程心电监护的医疗服务模式。2012 年，上海第八人民医院和上海交通大学医学院远程心电监测中心探讨了覆盖国内省会和周边国家远程心电监护的服务模式。2013 年，中国医药信息学会心脏监护专业委员会探讨了心脏监护专业委员会支撑下的心脏监护联盟区域服务中心和第三方远程心电监护的服务模式。2014 年，第三方服务兴起，提供设备、建设平台、互联网软硬件的服务逐步建立。2016 年，广东省家庭医师协会搭建的一个旨在帮助家庭医师解决心电监测技术难题的诊断平台通过"互联网医疗"的模式使远程心电监测成为现实，全面打通基层医院和大医院之间的数据共享，患者即使在家也能得到权威专家的诊断意见和会诊建议。2017 年，湖北省远程心电会诊中心落实国务院办公厅《关于推进分级诊疗制度建设的指导意见》（国办发〔2015〕70 号）提出的"鼓励二、三级医院向基层医疗卫生机构提供远程会诊、远程病理诊断、远程影像诊断、远程心电图诊断、远程培训等服务"文件精神，三级医院专家协同诊断并开展远程培训；各地、市遴选 1 家三级医院设立分中心；各县遴选 1 家二级医院设立县级中心；有条件的乡镇和村设立心电检测站。2018 年，远程心电、影像会诊服务体系的建设将整合专家资源，共同打造"远程心电判读服务标准、远程影像判读服务标准、慢病管理标准体系、高端体检服务标准和医用可穿戴设备远程服务标准"五大标准体系,从而打造高水平、高标准的远程诊疗服务体系。通过远程心电服务体系使基层首诊和双向转诊上下联动,助力医疗机构学科体系化建设,推动村级诊疗发展。

在过去 30 余年里,生命体征远程监护已成为院外健康医疗的一个重要组成部分,快速发展的在线诊断和治疗疾病的商业服务模式正在取代传统的办公室访问诊疗模式。移动远程心电监护的疾病诊疗模式还需要在医学专业委员会和专家、临床医师、专业医疗机构、厂商企业、政府监管机构之间进行互动,通过实践锁定有效、安全、合理、高效运行的远程心电监护模式。

(侯月梅)

参 考 文 献

陈伟伟,高润霖,刘力生,等,2018. 中国心血管病报告 2017 概要. 中国循环杂志,33(1):1-8.

中华人民共和国国务院办公厅,2015. 关于推进分级诊疗制度建设的指导意见. 中国乡村医药,22(20):86-88.

Papai G,Racz I,Czuriga D,et al,2014. Transtelephonic electrocardiography in the management of patients with acute coronary syndrome. J Electrocardiol,47(3):294-299.

Conn NJ,Schwarz KQ,Borkholder DA,2019. In-home cardiovascular monitoring system for heart failure:comparative study. JMIR mhealth and uhealth,7(1):e12419.

第六章　远程心脏监测诊断报告和标准规范

远程心脏监测是国家卫生部门远程医疗保健的重要组成部分，远程心脏监测诊断报告涵盖心脏健康实时反馈、急危重症家庭/社区管理，其既要求心脏监测仪器各参数指标符合国家或国际标准，心电网络运行稳定通畅，又要求出具的报告具有准确性、权威性、指导性。这些标准和规范结合了美国心脏病学会（AHA）、美国心脏病学会基金会（ACCF）、美国心律学会（HRS）于 2007～2009 年制定的国际心电图标准和诊断指南、远程心脏监测诊断报告及标准规范，主要用于常规体表心电图，同样适用于远程心脏监测。

第一节　远程诊断报告及标准规范基本要求

（一）心脏监测机器性能指标

1. 心脏监测前置的模数转换的最初采样率要高于心电信号进一步处理的采样率，采样最初用于测量和显示脉宽<0.5ms 的起搏器刺激脉冲。采集模块前端的采样率为 1000～2000Hz，更新的模数转换器的采样率可达到 10 000～15 000 Hz。

2. 数据压缩对心电图高频成分的影响比低频成分更大，要求算法中至少有一种对 QRS 波群使用双模抽样，保持采样率为 500 点/秒，而其余记录数据可以压缩至更低的采样率，推荐无损压缩技术。

3. 导联错接检测算法应该成为数字化心电图机的组成部分，随时报警异常导联的高阻抗并识别可疑的位置错误，以便记录心电图时及时得到人工纠正。

（二）相关临床资料

1. 相关临床资料　患者的年龄、性别、联系方式、既往病史、重要的心脏检查，如心电图、动态心电图、超声心动图、冠状动脉造影等，是否应用药物及药物治疗情况，是否植入心脏起搏器，起搏器植入时间、植入原因、电极植入位置、起搏器的类型，起搏器有无开启特殊的功能及设定的相关参数等。

2. 患者检查期间应告知的注意事项　①介绍心脏监测仪器的正确使用方法，嘱其保护好导联线和电极等。②详细记录日志，包括日常活动情况及时间，特别是出现症状时应详细记录症状起始、结束时间及诱因。③指导患者正确的活动方式，减少上肢及胸廓的运动，远离电磁辐射等干扰心电信号的环境；为减少静电干扰，建议穿全棉内衣。

3. 心电图报告术语应遵循的原则　①次要术语必须伴随主要术语；②修饰语必须伴随主要术语；③主要术语可以单独存在，也可以伴有至少一个修饰语或次要术语，或两者都有；④次要术语只能伴随特定主要术语；⑤一般修饰语只能伴随特定主要术语；⑥特定修饰语只能在其分类范围内修饰主要术语。

4. 其他注意事项　①主要术语为非描述性，并能独立表达临床意义。②次要术语提供了附加术语的定义，能扩充描述性和其他诊断术语的特殊性及临床相关性。次要诊断术语分为两部分，一部分为建议性术语，建议临床医师随访；另一部分为考虑性术语，不排除心电图异常。主要和次要诊断术语构成了核心术语。③修饰语不能影响核心术语，但能使其含义更加精确。

第二节　远程常规心电图基本参数、诊断报告及标准规范

一、基 本 参 数

必须保证心电图的波形及参数正确无误，若计算机自动测试参数有偏差，应予以纠正。

1. 平均额面电轴　由 QRS 偏转的最大向量决定，并与年龄和体型有关，随年龄增长电轴逐渐左偏。成年人正常 QRS 电轴范围为$-30°\sim90°$；电轴$<-30°$为电轴左偏；$-30°\sim-45°$为中度电轴左偏；$-45°\sim-90°$为显著电轴左偏，常合并左前分支阻滞；$+90°\sim+120°$为中度电轴右偏；$+120°\sim+180°$为显著电轴右偏，常合并左后分支阻滞。

新生儿刚出生时常有电轴右偏，自童年期逐渐向左偏移。新生儿平均额面电轴为$+60°\sim+190°$；电轴为$-90°\sim-180°$时，称为"极度电轴右偏"。$1\sim5$ 岁时电轴一般为$+10°\sim+110°$；$5\sim8$ 岁时 QRS 电轴转到$+140°$；$8\sim16$ 岁时 QRS 电轴扩展到$+120°$。QRS 电轴右偏见于先天性右心室发育不全，也可见于传导系统障碍的儿童。

2. 心脏转位　逆钟向转位：$V_1\sim V_3$导联均 $R/S\geq1$。顺钟向转位：$V_5\sim V_6$导

联均 R/S≤1。

3. 低电压　肢体导联 QRS 波群低电压：各肢体导联电压均<0.5mV。胸导联 QRS 波群低电压：各胸前导联电压均<1.0mV。

4. 短 P-R 间期　P-R 间期<120ms，只要有 1 个导联的 P-R 间期达到 120ms，就不下此诊断。

5. ST 段改变

（1）确定等电位线：计算机自动测量时，等电位以 QRS 波起点为基准点。人工判读时：①通常以 T-P 段作为基准线；②心率快时，如 T-P 段不明显，则以 P-R 段作为基准线；③若基线不稳，T-P 段不明显时，则以 2 个相邻 QRS 波群起点的连线作为参考基准线。

（2）ST 段的测量：应从 J 点后 60～80ms 处作一水平线，根据此基准线确定有无 ST 段移位。ST 段抬高时应自基线上缘测量至 ST 段上缘，ST 段压低时应从基线下缘测量至 ST 段下缘。

（3）ST 段抬高：应描述 ST 段抬高的导联、形态及幅度，如弓背向上型、上斜型（伴 J 点抬高）、下斜型、单向曲线型、巨 R 型、墓碑型、马鞍型、凹面向上型等。结合临床以判断 ST 段的临床意义。

正常人 ST 段抬高：肢体导联≤0.1mV，V_1～V_3 导联≤0.3mV，V_4～V_6 导联≤0.1mV。

（4）ST 段压低：描述 ST 段压低的导联、形态及幅度。

（5）ST 段延长、缩短：①当 ST 段时间≥0.16s 时，为 ST 段延长；②当 ST 段时间<0.05s 时，为 ST 段缩短。

6. T 波改变

（1）正常 T 波的形态

1）以 R 波为主的导联 T 波应直立，其顶端圆滑，前支上升缓慢，后支下降较陡，振幅≥同导联 R 波的 1/10。

2）下壁导联 QRS 以 R 波为主时，如Ⅱ导联的 T 波正常，Ⅲ导联的 T 波可以低平、双相或倒置，aVF 导联可以低平，但不能倒置。

3）V_1～V_2 导联的 T 波如为直立，其后 V_3～V_6 导联的 T 波不能出现倒置；V_1～V_2 导联的 T 波如倒置且倒置深度递减，则 V_3 导联的 T 波可低平，V_4～V_6 导联的 T 波也都不能出现低平、倒置。

（2）T 波高尖、基底部窄、对称、呈帐篷样，提示高钾血症心电图改变。

（3）T 波高耸对称，伴 Q-T 间期延长，且同时伴有胸痛者，提示超急性期心肌梗死心电图表现。

（4）测量 T 波的高度或倒置的深度时，应以等电位线为基准。

7. Q-T 间期　通常自动测量的 Q-T 间期要比任一独立导联测量的 Q-T 间期

长，目前应用的 Q-T 间期正常值由测量单导联 Q-T 间期得出，不宜继续应用。Q-T 间期延长具有重要临床意义，因此需用人工校正确认心电图自动分析系统测量的 Q-T 间期延长。

（1）除应用延长 Q-T 间期的药物外，还有许多因素会导致 Q-T 间期延长。结合临床资料可以鉴别引起 Q-T 间期延长的原因。

（2）除用心率校正 Q-T 间期外，还应根据性别和年龄校正 Q-T 间期。Q-T 间期延长的标准：女性≥460ms，男性≥450ms；Q-T 间期缩短的标准：男性或女性≤320ms。

（3）测量 Q-T 间期时，应自 QRS 波群的起点至 T 波的终点，不包含 U 波。如 T 波、U 波融合，终点应测至 T 波降支延长线与等电位线的交接点，建议描述为 Q-T（U）间期。

8. U 波

（1）正常 U 波应与 T 波方向一致，<同导联 T 波的 1/2 和（或）≤0.25mV。如同导联 T 波直立，U 波倒置为异常。

（2）U 波明显增高，伴 T 波低平、Q-T 间期延长及 T 波、U 波融合延长，应注明"请结合临床，提示符合低钾血症心电图表现"等。

二、诊断报告及标准规范

（一）房室肥大

1. 左心房肥大

（1）具有引起左心房肥大的病因。

（2）P 波时限≥120ms，双峰峰距≥0.04s，Ptf_{V_1}<−0.04mm·s，P 波增宽、双峰等描述性诊断。

2. 左心室肥大　心电图诊断左心室肥大最常用的标准是 QRS 波群的电压，R_{V_5} 或 R_{V_6}≥2.5mV、$R_{V_5}+S_{V_1}$≥4.0mV（女性≥3.5mV）或 R_1+S_{III}≥2.5mV 时，诊断为左心室高电压，在诊断为左心室肥大或左心室高电压时应加注电压测值。如同时出现 ST 段、T 波改变时建议诊断为伴 ST 段、T 波改变，不直接诊断伴劳损。

3. 右心房肥大

（1）具有引起右心房肥大的病因。

（2）肢体导联≥0.25mV，胸导联≥0.15mV。

（3）肢体导联 QRS 波群低电压时，P 波振幅≥同导联 1/2 R 波振幅。

4. 右心室肥大

（1）具有引起右心室肥大的病史。

（2）具有心电图的相关特征。

1）V_1 导联呈 R 型、Rs 型、qR 型、rsR′型（R′波不粗钝），$R_{V_1} \geq 1.0mV$ 或 $R_{V_1}+S_{V_5} \geq 1.5mV$。

2）顺钟向转位合并 QRS 波心电轴＞+110°。

3）aVR 导联 R/Q＞1 或 R 波振幅≥0.5mV。

5. 双心室肥大　心电图可以表现为正常、单侧心室肥大、双侧心室肥大，以实际心电图表现进行诊断。双侧心室肥大常见于多种类型心脏疾病。由于左、右心室肥大而增加的 QRS 向量方向相反而相互抵消，心电图诊断双侧心室肥大的敏感性特别低。

（二）心肌梗死

可疑心肌梗死患者建议进行 18 导联心电图检查。

1. 心肌梗死的分期

（1）经典的分期方法

1）超急性期：历时数分钟至数小时，心电图表现为 T 波高耸，部分出现 ST 段斜直型抬高。

2）急性期：历时数小时至数天，相应导联出现损伤型 ST 段抬高及坏死型 Q 波。

3）演变期（亚急性期）：历时数周至数月，首先出现 ST 段下降，随后 T 波也逐渐下降至倒置，坏死型 Q 波持续存在。

4）陈旧期：心肌梗死发生数周至数月后，坏死型 Q 波始终存在，ST-T 基本恢复正常，当合并室壁瘤时，ST 段可持续抬高。

（2）近年，临床上推荐采用以下方法进行分期。

1）急性期：发病 1 个月内。其间可见心电图多种变化，如 ST 段已下降，伴 T 波深倒置，可诊断为急性心肌梗死演变期。急性期可分为 3 个亚期：①超急性期（T 波改变）；②进展期或急性早期（ST 段改变）；③确定期（Q 波及非 Q 波）。

2）亚急性期：发病 1 个月后至 3 个月内。

3）陈旧性期：发病 3 个月后。

2. 心肌梗死的定位　根据病理性 Q 波所在导联定位（建议：ST 段抬高型心肌梗死也参照此方法定位）。

（1）高侧壁：Ⅰ、aVL。

（2）下壁：Ⅱ、Ⅲ、aVF。

（3）前间壁：V_1、V_2、V_3。

（4）前壁：V_2、V_3、V_4、V_5。

（5）前侧壁：V_4、V_5、V_6、V_7。

（6）正后壁：$V_7 \sim V_9$。下壁心肌梗死时，如 V_1 出现 R/S＞1，应加做 $V_7 \sim V_9$ 导联。

（7）广泛前壁：$V_1 \sim V_6$、Ⅰ、aVL。

（8）右心室：$V_{3R} \sim V_{4R}$ 以 ST 段抬高而非 Q 波作为诊断标准。如出现 $ST_Ⅲ$ 抬高＞$ST_Ⅱ$，必须加做右胸导联。

3. 心房梗死　在心室梗死的基础上，若出现 P-R 段抬高或降低；P 波宽大畸形并呈动态改变，则提示有心房梗死。

4. 室壁瘤　既往有心肌梗死病史，在梗死部位出现 ST 段持续抬高 3 个月者，可考虑室壁瘤形成（需要结合心电图动态变化、心脏超声检查及临床症状，排除心肌再梗死的可能）。

（三）室内传导阻滞

1. 完全性右束支传导阻滞　QRS 间期：成人≥120ms，4～16 岁儿童＞100ms，＜4 岁的小儿＞90ms；V_1、V_2 导联呈 rsr′、rsR′、rSR′或 R′、r′型，且 R′或 r′波比初始 R 波宽。少数患者可在 V_1 和（或）V_2 导联出现宽的伴有切迹的 R 波。

2. 不完全性右束支传导阻滞　不完全性右束支传导阻滞 QRS 波群时限：成人 110～120ms，8～16 岁儿童 90～100ms，8 岁以下儿童 86～90ms。其他标准同完全性右束支传导阻滞。

3. 完全性左束支传导阻滞　QRS 波群时限：成人≥120ms，4～16 岁儿童＞100ms，4 岁以下儿童＞90ms；Ⅰ、aVL、V_5 和 V_6 导联记录到宽大、有切迹或顿挫的 R 波；ST 段和 T 波的方向常与 QRS 波群方向相反。

4. 不完全性左束支传导阻滞　QRS 波群时限：成人 110～119ms，8～16 岁儿童 90～100ms，小于 8 岁儿童 80～90ms。其他标准同完全性左束支传导阻滞。

5. 非特异性或不确定性室内传导阻滞　QRS 波群时限：成人＞110ms，8～16 岁儿童＞90ms，小于 8 岁儿童＞80ms 且不符合右束支传导阻滞或左束支传导阻滞的诊断标准。

6. 左前分支传导阻滞　额面电轴为-45°～-90°；aVL 导联出现 qR 波形；aVL 导联 R 峰时间≥45ms；QRS 波群时间＜120ms。

7. 左后分支传导阻滞　成人的额面电轴为 90°～180°。由于年龄≤16 岁的儿童电轴可以右偏，因此只有当电轴极度右偏时此标准才适用于儿童；Ⅰ、aVL 导联出现 RS 波；Ⅲ、aVF 导联出现 QR 波；QRS 波群时限＜120ms。

（四）典型心室预激（WPW型）

成人窦性心律的P-R间期<120ms，儿童<90ms，QRS波群起始粗钝（δ波），可与P波融合或紧邻P波终止处出现；成人QRS波群时限>120ms，儿童>90ms。继发性ST-T改变。

（五）不建议使用的术语

1. 不推荐马海姆型预激综合征的诊断，因为无法通过体表心电图做出该诊断。
2. 非典型左束支传导阻滞、双侧束支传导阻滞、双分支传导阻滞和三支传导阻滞分别依据特征描述。
3. Brugada波指V_1导联类似不完全性右束支传导阻滞的图形，并伴有ST段改变。由于有3种不同类型的ST段改变，而且此型也不是Brugada综合征的特有改变，因此建议不再将其用于心电图自动分析报告，而由医师全面进行评价后做出诊断。
4. 不推荐使用左间隔分支传导阻滞，因为其缺乏可被广泛接受的诊断标准。

（六）其他术语

1. 梗死周围阻滞　表现为下壁或侧壁导联心肌梗死时，梗死区导联出现异常Q波，QRS波终末增宽且与Q波方向相反（QR型）。
2. 缺血周围阻滞　表现为急性心肌缺血损伤时出现QRS波群时限一过性延长伴随ST段改变。

（七）右位心

1. 镜像右位心者应在做一份标准12导联心电图后，再做一份右胸导联心电图，同时将左、右手电极互换，以免遗漏伴随诊断。
2. 复杂先天性心脏病患者，如左位心、中位心伴心房反位、房室连接顺序不一致等也可以有类似右位心的心电图表现，建议先做描述性诊断，再做右位心样心电图改变诊断。

第三节　远程动态心电图诊断报告及标准规范

1. 简述记录总时间、开始时间及结束时间，总心搏数，最快、最慢心率及发生时间，建议提供最快、最慢窦性心率及其发生时间、平均心率。

2. 对阵发性/持续性心房扑动/颤动，注明发作次数、总持续时间、最长一阵发生时间及持续时间、有无室内差异性传导等。若有起搏器，带有起搏器分析功能的动态心电图分析系统应自动测算起搏心搏占总心搏的百分比。

3. 诊断时应根据期前收缩的形态及联律间期，写明诊断是单源、双源、多源还是多形。描述期前收缩的总次数，如呈二联律、三联律、成对出现或呈短阵性/阵发性心动过速出现、R-on-T 现象，则应注明。

4. 心率变异性分析　窦性心率为主降低时，提示自主神经受损；异位心率为主降低时，结果仅供参考。

5. 睡眠窒息危险分析　窦性心率为主异常时，建议行呼吸睡眠监测；异位心率为主异常时，结果仅供参考。

6. 窦性心律震荡分析　室性期前收缩后窦性心律的变化情况可反映自主神经调节功能。

7. 长 R-R 间期总次数，心室停搏长 R-R 间期≥2.50s 应描述发作阵次，并分析原因。

8. 伴随各种心电现象描述，心室预激诊断时需写明是否为间歇性。

9. 当长程记录时，若心电图出现心肌梗死特征性改变，结合临床病史及其他辅助检查支持心肌梗死诊断，可诊断为符合心肌梗死的心电图改变；若无相应的临床病史或其他辅助检查支持，则诊断为"异常 Q 波""ST 段和（或）T 波改变"。

10. T 段、T 波改变建议描述 ST 段压低/抬高的形态及幅度、T 波倒置/高耸、发生时间和持续时间，以及与心率增快、症状有无相关性，尤其是一过性的 ST 段、T 波改变。间歇性 ST 段改变（压低）诊断标准：ST 段呈水平型或下斜型压低≥0.1mV，持续时间≥1min，间隔≥5min。

第四节　远程起搏心电图诊断报告及标准规范

（一）起搏心电图分析的内容

1. 确定主导心律及其他存在的异常心电图。
2. 判定起搏器的工作模式、起搏功能、感知功能及起搏频率是否正常。
3. 判定有无起搏源性心律失常。
4. 判定起搏器是否开启特殊功能。
5. 尽可能判定起搏器功能异常的原因。
6. 尽可能了解起搏器的类型。

（二）起搏心电图分析的步骤

1. 分析起搏心电图前，要尽量了解患者植入起搏器前的临床诊断、起搏器植入年限、起搏器的类型、功能特征、起搏模式、设置的各项参数及程控状态等。

2. 选择基线稳定、无伪差、起搏脉冲清晰的导联进行分析。

3. 确定自身基本心律/起搏心律及其他存在的异常心电图。

4. 分析起搏功能

（1）起搏功能正常：起搏器能按时发放起搏脉冲，且落在应激期内的脉冲均能夺获心房/心室。

（2）起搏功能异常：落在应激期内的起搏脉冲部分或全部不能夺获心房/心室。此外，尚包括电极导线漂移他处重新起搏、交叉起搏（如心房脉冲起搏心室或心室脉冲起搏心房）、起搏频率下降（由电能耗竭所致，若由起搏器感知功能过度引发，则归入感知功能异常）、起搏传出阻滞等。

5. 分析感知功能

（1）感知功能正常：①自身 P 波或 QRS 波群能使相应的心房或心室起搏器发生节律重整，呈按需起搏；②双腔起搏器感知自身心房波后能触发心室起搏或发生起搏模式转换、感知自身心室波后能抑制心室脉冲的发放。

（2）感知功能异常

1）感知不足：起搏器全部或部分不能感知应该感知的自身搏动，仍按原设定的起搏周期发放脉冲，表现为持续性或间歇性固定型起搏，但需排除假性的感知功能不足。

2）感知过度：起搏器对肌电波、电磁信号及其他不应感知的 P 波/QRS 波群/T 波发生感知，出现起搏周期延长、起搏暂停或触发心室起搏（双腔起搏器心房感知过度呈 VAT 工作模式或引发不适当的模式转换等）。

（3）假性感知功能不足：下列情况易引发竞争性起搏现象或不触发心室起搏，属于假性的感知功能不足。

1）起搏器开启噪声反转功能：心室率增快时表现为感知功能不足，一旦心室率减慢，感知功能不足现象立即消失。

2）自身搏动过早出现，落在起搏器的不应期内。

3）起搏器开启某些鼓励自身顺传的特殊功能，可表现为双腔起搏器 A-R 间期过度延长甚至 QRS 波群脱落而不触发心室起搏。

4）起搏器自动转换为 DDI 工作模式：当自身心房频率过快，超过起搏器设定的模式转换频率时，心房电极感知后不是按设定的 P-V 间期触发心室起搏，而是先抑制心室脉冲发放，待心室率降至设定的频率后才发放心室脉冲使其起搏，可表现为 P-V 间期长短不一或逐渐延长，出现房室顺序起搏、心室起搏的图形。

6. 分析 A-V/P-V 间期变化及其原因　A-V/P-V 间期，借以判定起搏器有无设置 A-V 间期滞后搜索功能或动态改变功能、开启房室结优先功能、心室安全起搏及心室起搏阈值自动检测功能等。

7. 分析起搏频率改变及其原因　目前常见的起搏频率变化有以下几种。

（1）起搏器开启频率适应功能（频率应答）：表现为运动时的起搏频率快于休息时的起搏频率。

（2）起搏器开启睡眠频率：夜间的起搏频率明显低于白天的起搏频率。

（3）电能耗竭或起搏器故障：有其他相应的心电图改变。

（4）起搏器开启其他特殊功能：如频率滞后功能、频率平滑功能、心室率稳定程序、飞轮功能、频率骤降反应功能等，判断这些功能是否开启还需要参照起搏器型号及所设置的起搏参数。

8. 关注起搏器特殊功能　为了模仿正常心脏传导功能，现代起搏器有众多特殊功能，如保护性模式自动转换功能、各种起搏频率自动改变功能、A-V 间期自动调整功能、起搏阈值自动检测和夺获功能、房室结优先功能、噪声反转功能等。

（1）A-V 间期滞后搜索功能：分为正滞后搜索功能（程控的 A-V 间期+程控的滞后值）和负滞后搜索功能（程控的 A-V 间期–程控的滞后值）两种。

（2）动态 A-V 间期。

（3）起搏器房室文氏现象。

（4）房室结传导优先功能：包括 A-V 间期自动搜索功能、心室起搏管理（MVP）功能/心室自身优先功能（VIP）及 AAISafeR 功能。

（5）心室安全起搏：为了防止心室电极交叉感知其他电信号后抑制心室正常脉冲的发放而引发心室停搏，在心房脉冲发放后 100～120ms 处再触发心室脉冲的发放。

（6）心室起搏阈值自动检测功能。

（7）其他：如心房起搏阈值自动检测功能、起搏器介导性心动过速自动终止功能、房性心律失常管理功能等。

9. 起搏源性心律失常

（1）起搏器介导性心动过速：通常是指心室起搏、室性异位搏动。通过室房逆传或房性期前收缩经 A-V 通道触发心室起搏后逆传心房时被心房电极感知，感知后触发心室起搏，心室起搏后再次逆传至心房，被心房电极感知后又触发心室起搏，如此周而复始，形成一种起搏器参与的折返性心动过速，其频率≤起搏器的上限频率。但广义的起搏器介导性心动过速尚包括由心房电极感知过快的房性异位心律并触发心室起搏、其他干扰信号触发心室起搏或起搏器自身引发的起搏频率异常增快的心电现象，应根据引发的原因进行分析和酌情诊断。

（2）起搏器频率奔放：是少见、可能比较严重，甚至致命的心律失常。其源于电池耗竭、元器件失灵或导线故障致起搏脉冲频率突然增加，可达基本起搏频率的 2 倍以上，甚至高达 1000 次/分。频率奔放可以突然发生，也可以频率逐渐增快，可以持续，也可以间歇出现。心电图表现为心室快速起搏导致室性心动过速，或者快频率、低振幅脉冲不能夺获心室致缓慢性心律失常，甚至心脏停搏。需要心电检测或动态心电图检查确诊。

（三）起搏器工作模式的表述方式

目前多使用 AAI、VVI、DDD、VAT 及 DDI 等 NBG 编码法，而起搏器程控时则采用 AS、VS、AP、VP 方式进行表述。

（四）起搏心电图诊断书写顺序

1. 自身心律（当无自身心律时，将起搏心律提前至第 1 条）。
2. 自身心律失常及其他异常心电图改变。
3. 根据心电图表现判定起搏器的工作模式(不要求判定起搏器的类型)：AAI、VVI、DDD、VAT、DDI 等。
4. 若心电图未见自身主导心律而仅显示起搏心律，则直接诊断为心房起搏心律（AAI 模式）、心室起搏心律（VVI 模式）及房室顺序起搏心律（DDD 模式）。
5. 当起搏心电图出现特殊现象或表现时，若能明确该特殊现象或表现为某种特殊功能所致则可直接诊断；若无法明确判断，则对此特殊现象或表现进行描述性诊断，建议行起搏器程控检测。

第五节   远程心电图危急值诊断报告及标准规范

心电图危急值指危及生命的心电图表现，可导致严重的血流动力学异常甚至威胁患者生命，如能及时识别诊断，迅速给予有效的干预措施或治疗，则可挽救患者生命，否则就可能出现严重后果，失去最佳抢救时机。因此，心电图医师应掌握心电图危急值，并及时反馈给临床医师，以实施紧急合理的救治。常见心电图危急值诊断报告及标准规范如下所示。

（一）心脏停搏

心脏停搏指心脏射血功能突然终止，大动脉搏动与心音消失，重要器官严重缺血、缺氧，可导致死亡。引起心脏停搏的最常见原因是快速室性心律失常（心室颤动、心室扑动、室性心动过速），其次为缓慢性心律失常或心室停搏，无脉电活动较少见。

临床根据心脏停搏后的心电图变化将其分为三型：①心室颤动；②电机械分离；③心室停搏。心电图表现为较长一段时间内无 P-QRS-T 波群，其长间期与正常窦性的 P-P 间期之间无倍数关系，长间歇后可见交界性、室性逸搏或逸搏心律。

（二）急性心肌缺血、急性心肌损伤、急性心肌梗死

1. 急性心肌缺血　ST 段呈水平型、下斜型、下垂型及 J 点型压低；ST 段压低≥0.10mV，持续时间 1min 以上；ST 段压低出现在两个或两个以上相邻的导联；ST 段压低可单独发生，也可同时伴有 QRS 波群、T 波或 U 波的改变，如 T 波对称倒置等。

2. 急性心肌损伤　主要表现为 ST 段抬高及 T 波高尖。

3. 急性心肌梗死

（1）心电图特征：①宽而深的 Q 波，Q 波>1/4 R 波，且 Q 波时间>0.04s；②ST 段弓背向上型抬高；③T 波倒置；④对应导联 ST 段压低。

（2）心肌梗死分期：按经典标准分期。

（3）心肌梗死定位：以病理性 Q 波出现的导联或 ST 段抬高的导联定位。

（三）致命性心律失常

1. 心室扑动（室扑）、心室颤动（室颤）　分别为心室肌快而微弱的收缩或不协调的快速乱颤，其结果是心脏无排血，心音和脉搏消失，心、脑等器官和周围组织血液灌注停止，阿-斯综合征发作和猝死。室颤是导致心脏性猝死的严重心律失常，也是临终前循环衰竭的心律改变；而室扑则为室颤的前奏。直流电复律和除颤为治疗室扑和室颤的首选措施。

2. 室性心动过速（室速）　指起源于希氏束分叉处以下的 3 个或 3 个以上宽大畸形 QRS 波组成的心动过速。室速是一种严重的快速性心律失常，可发展成心室颤动，致心脏性猝死。同时有心脏病存在者病死率可达 50%以上，所以必须及时诊断，及时处理。

根据室速发作时 QRS 波群的形态，可将室速分为单形性室速和多形性室速。QRS 波群方向呈交替变换者称双向性室速。

3. 多源性、R-on-T 型室性期前收缩

（1）多源性室性期前收缩：由两个以上异位起搏点产生的室性期前收缩称为

多源性室性期前收缩，其心电图表现为两种或两种以上不同形态、联律间期不等的期前收缩。常见于器质性心脏病、电解质紊乱、药物中毒患者。

（2）R-on-T 型室性期前收缩：室性期前收缩的 R 波落在前一个心搏的 T 波上，即 T 波顶峰前 30ms 处（心室易损期，易诱发室速或室颤）。该种室性期前收缩的联律间期短，发生较早，多属于特早型室性期前收缩。R-on-T 型室性期前收缩被认为是一种危险信号，特别是在急性心肌梗死之后，如同时室性期前收缩呈频发性、连续成对出现，或多源性，或伴有 Q-T 间期延长。

4. 频发室性期前收缩并 Q-T 间期延长　各种疾病或药物均可引起 Q-T 间期延长，其中部分患者发生了室性期前收缩、室速。长 Q-T 间期时的室性期前收缩易诱发尖端扭转型室性心动过速（TdP），心电图表现为一系列快速宽大畸形的 QRS 主波方向围绕基线进行扭转，3～10 个心搏突然发生相反方向的转变。常呈阵发或反复发作，多导联心电图同步记录更易于识别此种现象。TdP 发作前后，心脏的基本心率较慢，复极延迟，表现为 Q-T 或 Q-U 间期延长，T 波宽大切迹，U 波高大，可与 T 波融合在一起。TdP 常出现于长 R-R 周期之后，由 R-on-T 现象室性期前收缩诱发。

5. 预激伴快速心房颤动　是常见的恶性心律失常，极易诱发室速、室颤，也会导致心室的不规则收缩，影响心室的射血功能。心房颤动 f 波主要经旁路下传，心室率快而不规则，易导致血流动力学障碍，若 R-R 间期≤0.25s，则可引发室颤而危及生命。心电图特点：心室率极快（>200 次/分），QRS 波群可呈完全、部分预激或室上性。

6. 心室率>180次/分的心动过速　心室率>180次/分时多为阵发性室上性心动过速，多由折返机制引起，可发生在窦房结、心房、房室结、房室之间。

7. 二度Ⅱ型及高度、三度房室传导阻滞。

8. 心室率<45 次/分的心动过缓　心动过缓是由于心脏病变引起搏动异常变慢的病理现象。

9. >2.5s 的心室停搏　多见于病态窦房结综合征、窦性停搏、窦房传导阻滞、房室传导阻滞。频发出现大于 2.5s 的心室停搏可出现头晕、一过性黑矇、乏力；停搏时间超过 3s 可引起恶性室性心律失常，导致猝死。

10. 严重高钾血症心电图改变　血钾浓度>5.5mmol/L 称为高钾血症。心电图特征：①T 波高尖，基底变窄，两肢对称，呈帐篷状；②QRS 波群时限增宽，P波低平，严重者 P 波消失，出现窦-室传导阻滞；③ST 段下移；④各种心律失常，如窦性心动过缓、交界性心律、传导阻滞、窦性静止，严重者出现室性心动过速、心室颤动。

（李世锋）

参 考 文 献

郭继鸿，2002. 心电图学. 北京：人民卫生出版社.

郭继鸿，张海澄，2005. 动态心电图最新进展. 北京：北京大学医学出版社.

郭继鸿，张萍，2003. 动态心电图学. 北京：人民卫生出版社.

何方田，王慧，谢玮，等，2015. 浙江省起搏心电图诊断书写规范（试用版）. 心电与循环，（5）：313-314.

刘佳，2014. 心脏远程实时监护系统应用效果评价研究（硕士学位论文）. 郑州：郑州大学.

王红宇，李俊伟，2018. 山西省动态心电图重大阳性值提示建议. 实用心电学杂志，27（6）：442-443.

山西省医学会心电信息专业委员会，山西省医师协会心电图医师分会，2017. 山西省心电图危急值报警和心电图
重大阳性值提示标准（试行）. 实用心电学杂志，26（5）：311.

魏太星，魏经汉，1997. 临床心电图学及图谱. 第3版. 郑州：河南科学技术出版社.

赵力，李郁，李晓东，等，2016. 浙江省动态心电图检查操作及诊断书写规范（试用版）. 浙江医学，38（12）：
903-905.

浙江省医学会心电生理与起搏分会无创心电学组，2015. 浙江省数字化常规心电图诊断书写规范（试用版）. 浙江
医学，37（7）：531-535.

中国心电学会，2009. 心电图标准化和解析的建议与临床应用国际指南 2009. 北京：中国环境科学出版社.

中国医药信息学会心脏监护专业委员会，2015. 中国远程心电监测专家建议（讨论稿）. 实用心电学杂志，24（5）：
305-308.

Steinberg JS，Varma N，Cygankiewicz I，et al，2017. 2017 ISHNE-HRS expert consensus statement on ambulatory ECG
and external cardiac monitoring/telemetry. Heart Rhythm，14（7）：e55-e96.

第七章　远程心电监测实践案例

现代人们的生活水平提高、生活节奏加快，丰富的物质生活和日渐增大的精神压力使心血管疾病的发病率迅速上升，已成为威胁人类身体健康的主要因素之一，而心电图是治疗此类疾病的主要依据，具有诊断可靠、方法简便、对患者无损害的优点，在现代医学中显得越来越重要。

第一节　心电监测的应用

常规心电图是患者在静卧情况下由心电图仪记录的心电活动，历时仅为几秒到 1 分钟，只能获取少量有关心脏状态的信息，所以即使发生心律失常，被发现的概率也很低，因此有必要通过相应的监护装置对患者进行长时间的实时监护，记录患者的心电数据。此外，由于心脏病具有突发性的特点，患者不可能长时间静卧在医院，但其又需实时得到医护人员的监护，所以研发相应的便携式心电监护产品显得更加重要。

美国率先开始实施远程医疗网络，我国也开展了这方面的研究和应用。电话有线传输心电图是远程医疗的一个分支，而且占有重要的地位。随着远程心电监测的广泛开展，远程心电监测的理念发生了很大的变化。目前远程心电监测可以应用于以下情况。

1. 危重患者的监测　远程心电监测在山西医科大学第二医院最早应用于心内科、CCU 及老干部科住院患者的监测。大部分临床医师认为远程心电监测主要是监测危重患者，因为其可以自动分析记录心电图，以免患者病情发作时心电图室的工作人员无法及时赶到而不能记录当时的心电图。

2. 普通患者的院外监测　随着人们健康意识的增强及远程心电监测技术的进步，远程心电监测技术被越来越广泛地应用于心肌梗死、心绞痛、心力衰竭、起搏器术后、心脏搭桥术后等患者出院后的家庭监测，以及有心悸、头晕、胸闷、气短等症状患者的监测。

3. 预防保健及体检　由于以下原因，越来越多的人在常规体检中要求将远程心电监测列为体检项目。①冠心病、高血压、糖尿病等越来越受到人们的重视；②心律失常、心绞痛、心肌梗死等发作的无规律性、阵发性及一过性的特点；

③目前的远程心电设备不仅可以无线传输片段心电图，还可以连续记录 24h 心电图；④经济能力的提高。

第二节　远程心电监测图例

应用远程心电监测不同设备监测的临床病例心电图图例展示。

1. 患者，女性，29 岁，远程心电监测心电图示阵发性心房颤动（图 7-1）。

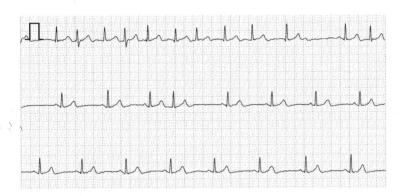

图 7-1　阵发性心房颤动

2. 患者，男性，62 岁，远程心电监测心电图示心房扑动，心室率 75 次/分（图 7-2）。

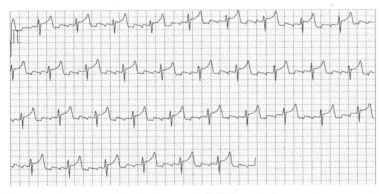

图 7-2　心房扑动

3. 患者，男性，58 岁，因偶有乏力而进行远程心电监测。图 7-3 为完全性左束支传导阻滞。

4. 患者，男性，43 岁，远程监测心电图发现完全性右束支传导阻滞（图 7-4）。

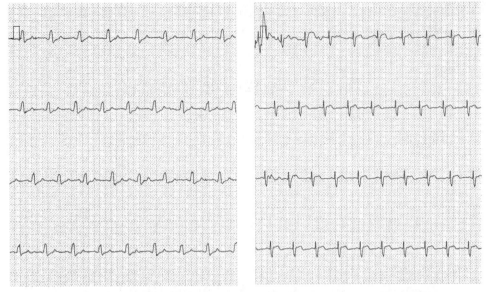

图 7-3　完全性左束支传导阻滞　　　　图 7-4　完全性右束支传导阻滞

5. 患者，女性，69 岁，因晕厥植入心脏起搏器。远程监测心电图可见心房颤动、心室起搏心律（图 7-5）。

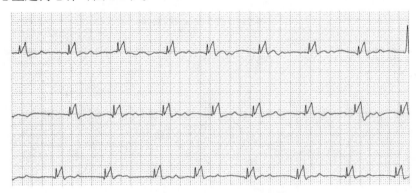

图 7-5　心房颤动、心室起搏心律

6. 患者，男性，65 岁，心房颤动 10 余年。远程监测心电图可见 R-R 间期不规整，平均心室率 77 次/分，QRS 间距离不等，考虑为心房颤动。第 3 行第 2 个心搏为提前出现的宽大畸形的 QRS 波群，考虑为室性异位搏动（图 7-6）。

7. 患者，女性，77 岁，植入起搏器 7 年。远程心电监测可见房室顺序起搏（图 7-7）。

8. 患者，男性，21 岁，远程监测心电图可见阵发性室上性心动过速终止，转为窦性心律（图 7-8）。

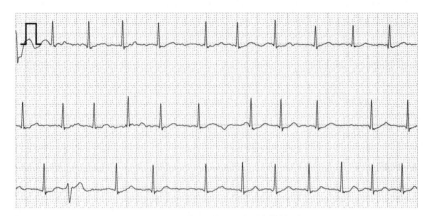

图 7-6　心房颤动、室性异位搏动

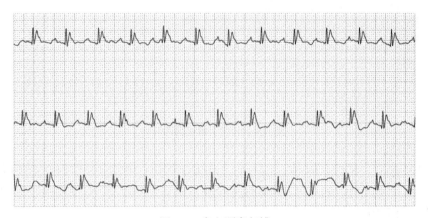

图 7-7　房室顺序起搏

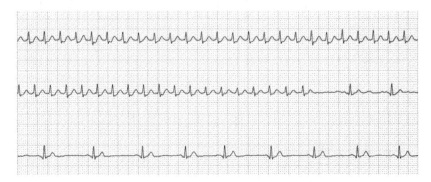

图 7-8　室上性心动过速转为窦性心律

9. 患者，男性，74 岁，冠心病。mECG 移动心电仪远程监测心电图见窦性心律，平均心率 81 次/分，完全性右束支传导阻滞，频发室性期前收缩四联律（图 7-9）。

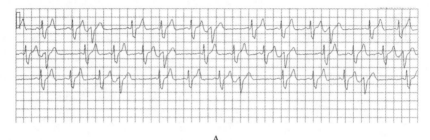

A

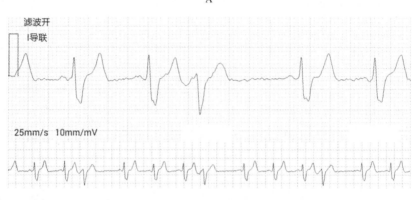

B

图 7-9　室性期前收缩四联律

10. 患者，男性，64 岁，冠心病。mECG 移动心电仪远程监测心电图可见窦性心律，平均心率 76 次/分，间歇性完全性左束支传导阻滞，室性期前收缩，ST-T 改变（图 7-10）。

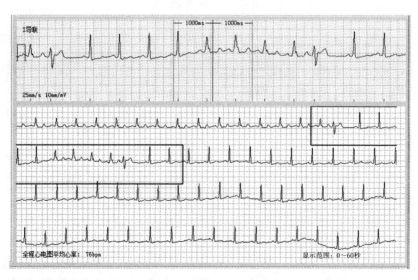

A

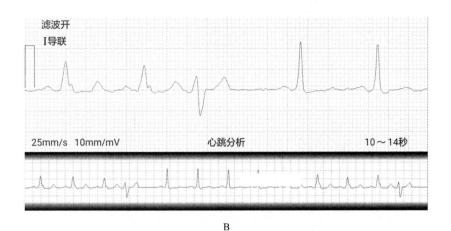

B

图 7-10　完全性左束支传导阻滞、室性期前收缩

11. 患者，男性，63 岁，冠心病。mECG 移动心电仪远程监测心电图可见窦性心律，平均心率 94 次/分，T 波倒置改变（图 7-11）。

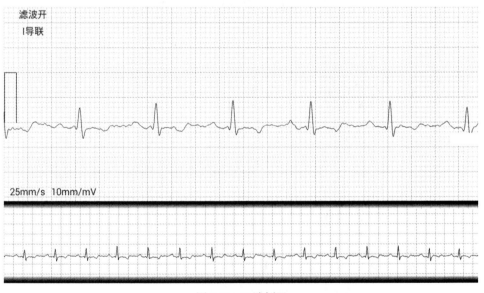

图 7-11　T 波倒置

12. 患者，女性，53 岁，乏力。"心关护"远程监测心电图可见窦性心律，心率 75 次/分，T 波倒置改变（图 7-12）。

13. 患者，女性，81 岁，心悸。"心关护"远程监测心电图可见窦性心律，心率 65 次/分，短阵房性心动过速（图 7-13）。

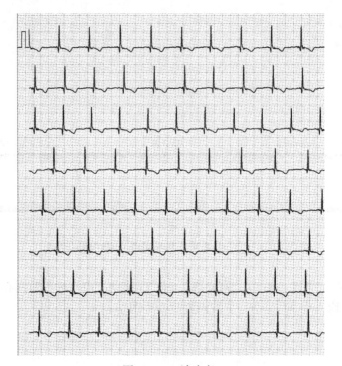

图 7-12　T 波改变

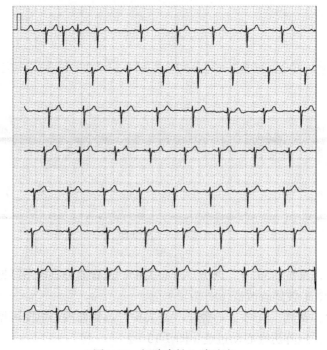

图 7-13　短阵房性心动过速

14. 患者，女性，41 岁，心悸。"心关护"远程监测心电图可见心房颤动，平均心率 78 次/分，短阵室性心动过速（图 7-14）。

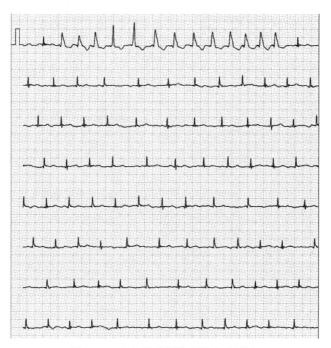

图 7-14 心房颤动短阵室性心动过速

15. 患者，女性，68 岁，病态窦房结综合征。心医宝远程监测心电图可见窦性心律、起搏器心律，平均心率 66 次/分，VVI 起搏方式（图 7-15）。

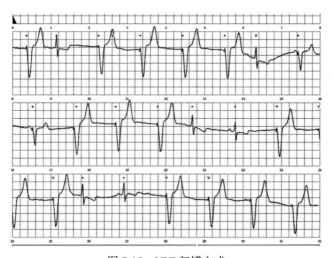

图 7-15 VVI 起搏方式

16. 患者，女性，28 岁，体检时心医宝远程监测心电图可见窦性心律，平均心率 110 次/分，窦性心动过速（图 7-16）。

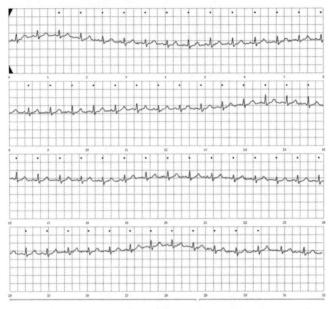

图 7-16　窦性心动过速

17. 患者，女性，61 岁，远程心电监测可见间歇性右束支传导阻滞，频发房性期前收缩四联律（图 7-17）。

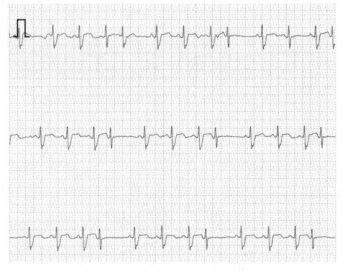

图 7-17　间歇性右束支传导阻滞（房性期前收缩四联律）

18. 患者，男性，78岁，室性并行心律（图7-18）。

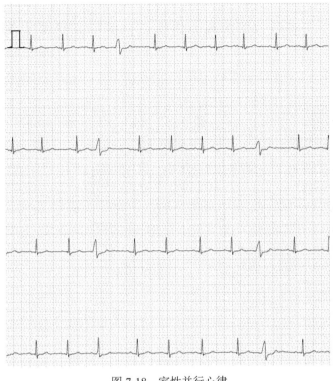

图 7-18　室性并行心律

第三节　检测场景实例

一、应用心医宝远程心电图设备的检测场景实例

心医宝的生产厂家于 2016 年 6 月在东北、华北八省（市、区）心血管病学术大会的天津主会场开展了远程心电监测体验活动，并取得一定成效。山西医科大学第二医院团队在活动中对心电图判读予以支持。现场监测心电图人数为 359 人，得到有效并进行人工判读的心电图共 374 份，其中正常心电图占比 69%，ST 段异常 5 人，T 波异常 7 人，窦性心动过速 21 人。即使现场环境嘈杂，对数据传输略有影响，但整体做心电图的成功率依然较好。许多心电图监测结果提示有环境因素或测量因素干扰，这是可以避免的。作为一款操作简便、易学的心电图监测仪，其对于偶发心律失常的捕捉非常有效，心律失常患者随身携带很有必要。同时，

其还可以作为医师对患者随访的工具。

二、应用竹信远程心电图设备的检测场景实例

2018 年 7 月 12 日至 8 月 27 日，在山西省 11 个地市招募志愿者，应用竹信智能手持心电图测量设备调查自然人群接受移动心电监测的认知，观察接受心电图实际监测的效果，评估其自动诊断效能。共 6503 人接受问卷调查；心电图受试者 9288 人，其中男性 3872 人，女性 5416 人，共检测心电图 12 109 份。对比自动诊断与人工诊断：①问卷调查显示调查人群中做过心电图的有 3076 人，占比 47.30%；知道有移动心电图监测设备并可以进行远程诊断的有 756 人，占比 11.63%；②受试者中发现心电图异常 2846 人，占比 30.64%；③自动诊断准确率为 88.9%。以上结果说明，山西省健康普查心电图检查率较高，对移动心电图监测设备及其可以进行远程诊断的知晓率低，需要宣传普及。手持单导联心电图检查可以发现一定比例的心电图异常，自动诊断正确诊断率需要进一步提高。

（李俊伟　王红宇　卢喜烈）

第八章 远程心脏监测在特殊人群中的应用

关于特殊人群的概念，不同领域的解释不同，一般意义上的特殊人群特指老、弱、病、残、孕等健康或身体状况亚于健康人的群体。但从医学角度讲，其主要指社会弱势群体，如残障人士、老年人、儿童、需紧急救助的急性心血管疾病患者和安装有起搏器的患者等。这些人群往往疏于对自己病情的监测或存在一些感知障碍，无法第一时间将自身不适准确地传达给家属或医师。对于特殊人群，远程心脏监测非常必要。

第一节 国内外发展现状

早在 1903 年，荷兰莱顿大学的 Einthoven 教授通过 1500 米的导联线记录了世界上第一份完整的人体心电图形，从某种意义上讲，心电远程监测和心电同步诞生，之后几十年，心电检测室和床边心电图飞速发展，但远程心电监测却止步不前。直到 1960 年才出现电话传输心电图技术（transtelephonic ECG，TTECG）。随着科技发展，基于互联网和移动通信的远程心电监测先后问世，使远程心脏监测更方便、更人性化。

美国的丹尼尔戴维医师于 1988 年创办了心脏医疗公司（Cardiac Medical Company），专门从事心电远程监测（cardiac telemedical monitoring）。之后，美国陆续建立了一系列电话远程监护中心站，每个中心站负责联系相应的医院和康复中心的心电监护，为门诊、病房、手术麻醉等患者进行远程心脏监测。随后，日本、以色列、澳大利亚、德国等也根据本国情况进行了大量的心电远程监护工作，中国也紧跟时代脚步开展了相关工作。

首先开始为特殊人群进行远程心电监测的美国医师是 Senatore G，他通过电话远程监测研究了心房颤动患者在接受射频消融术后无症状心房颤动的再发率，并与标准心电图和 Holter 比较后得出远程心电监测评估射频消融术后心房颤动复发率情况优于标准心电图和 Holter 的结论，并将射频消融术后短期成功率由以往认为的 86% 降至 72%。我国最早在 1979 年于上海瑞金医院首先开展电话远程心电监测，之后引进美国 CardioBeeper 公司的电话传送心电图接收装置的技术设备，北京卡迪欧医疗设备有限责任公司开发了"护心神"，珠海市中立电子工程有限公司开发了"援外心脏病集群监护系统"。2005 年 6 月，亚洲第一家院外心脏远程移动监护中心在我国建成。越来越多的省市大医院引进了远程心电监测系统。2006 年 1 月，中国远程心电监测网络体系"心博士"建成，并提出了家庭远程监护的另一个重要内容，即对残疾人和老年人进行远程心电监护，以提高他们日常生活的独立性和质量，从此展开特殊人群远程心脏监测的新篇章。至今已有近千所医院开展过这项工程。目前，我国心脏远程监测不仅应用于心律失常及慢性心脏病患者，同样也应用于老年人、植入性心脏电器械患者等特殊人群。

第二节　特殊人群的远程心脏监测

心脏病发作通常具有一过性特点，许多情况不易捕捉，以致漏诊、误诊，甚至发生猝死。远程心脏监测可对患者的心脏进行长时间实时监测，早期发现患者心脏出现的异常征兆，实时监测、及时发现、及早救治或作为院内心律失常诊断的补充，在心血管预防医学中起重要作用。远程心脏监测也可作为心脏病术后出院后监护，缩短住院时间，节约人力和财力。所有人群全部适用，对特殊人群而言，其优势更多。

老年人和植入性心脏电器械患者是远程监测应用较多的两类特殊人群。

一、老年人的远程心脏监测

国际上规定 65 岁以上为老年人。一般来讲，进入老年后生理上会表现出新陈代谢放缓、抵抗力下降、生理功能下降、记忆力减退等特征。随着社会老龄化日益加重，老年人口高龄化趋势日益明显，所占人口比例也越来越高。据统计，至 2014 年年底，我国 80 岁以上老年人达 2400 多万，失能、半失能老年人近 4000 万。80 岁及以上高龄老人正以每年 5%的速度增加，到 2040 年将增加到 7400 多万，所以老年人是特殊人群中占比最大的一类人群，也是最应当值得关注的一类人群。

老年人往往因为细胞、组织、器官的结构与功能老化，较年轻人容易患病。其中冠心病是患病率排名第一的疾病、预后较差，患者多死于急性心肌梗死。《中国心血管病报告 2016》的数据显示，我国心血管病患病率处于持续上升阶段。目前，全国心血管病患者 2.9 亿，心肌梗死患者 250 万，而且心血管病死亡率也呈逐年上升趋势。我国每年有 350 万人死于心血管病，每 10s 即有 1 人因此丧生。虽然直接冠状动脉介入治疗（PCI）的全面应用大大降低了心肌梗死的死亡率，但是 PCI 术有最佳治疗时间窗（一般为发病 12h 以内），所以疾病的早预防、早诊断、早治疗非常必要。

老年人因其群体特殊性，如发病率高、发病时无家属在身旁、心脏病同时合并多种疾病等，往往无法得到及时救治，增加了死亡率，所以特别需要远程心脏监测。远程心脏监测系统可以帮助老年人进行长时间实时心电监护，对及时发现并诊断短暂心律失常、一过性心肌缺血有重要意义。于临床成熟应用的远程心脏监测的具体内容和参数如下所示。

（1）即时心率、最快心率、最慢心率、静息心率、运动心率的记录和演变。

（2）快速或缓慢心律失常的提示、诊断及鉴别诊断。

（3）心肌缺血 ST-T 改变的提升、诊断及动态演变。

（4）起搏器功能的动态观察、监测及判读。

（5）协助药物治疗选择、帮助疗效判断，进行心率及 Q-T 间期的监测。

（6）特殊功能：心率变异性（HRV）分析、心率震荡（HRT）分析、T 波电交替（TWA）分析、散点图分析、睡眠呼吸暂停初筛、自主神经功能判断等。

对老年患者的管理而言，远程心脏监测最重要的部分是老年缺血性心脏病合并心律失常及心肌缺血 ST-T 的管理。随着患者年龄的增加，心肌组织开始出现不同程度的纤维化、退行性改变、缺血性改变、心肌兴奋性不平衡，导致各种类型的心律失常，尤其是在缺血性心脏病的老年患者中，心律失常发生的概率更大。在临床工作中发现，大多数心脏性猝死是由心律失常所致，且 70% 都发生在院外。究其原因，一是发作时没有早发现、早诊断、早救治而失去最佳抢救时机；二是心律失常有突发性、短暂性、无规律性、不可预见的特点，发作时由于各种客观或主观原因不能及时被发现；三是老年人发生心律失常时的临床表现往往不典型，容易被漏诊、误诊。因此，对于老年缺血性心脏病患者，若要早期发现心律失常且予以相应的处理，就要对患者的心电活动进行长时间实时监测。远程心电监测不受监测时间的限制，适用于此类人群，而且其诊断心律失常的敏感性高于常规 12 导联心电图，所以实际应用的意义重大。一旦心脏出现异常节律或明显的电位改变，医护人员便会接收到信号，及时给予救治。与目前大部分恶性心律失常发作时，患者等到有症状或症状明显时再去医院挂号诊治相比，远程监测的诊疗模式极大地提高了应对效率，可以大大降低急性心脏病的死亡率，也可减少如心力衰竭、心脏破裂等并发症的发生率，尤其是对提高恶性心律失常发生心脏性猝死的生存率具有重要意义。

老年人因自身各项功能减退，对疾病突发状况的应激反应减低或产生适应，无症状性心肌缺血比其他阶段人群的发作更为频繁。据统计，≥60 岁者无症状性心肌缺血发生率为 94%，远高于 60 岁以下患者发生率（60%）。老年人心肌缺血发作时往往无心绞痛症状，存在较大的临床风险，因此临床上及时诊断无症状性心肌缺血十分重要，而远程心脏监测可解决这一问题。有研究称，无症状性心肌缺血的监护敏感性为 90.6%，在最早期发现心脏的异常征兆，通过远程心脏监测系统的实时监控、自动分析、自动报警等功能，医务人员可及时得到患者的心电数据，在患者尚无自觉反应时发现心脏电生理异常先兆，给予患者及家属警示，以做好预防和急救准备，减少老年人的致死率和致残率；而且无须住院，在平时日常活动时都可以进行监测，较床旁心电监测具有明显的优势。同时，对空巢老人来讲，长期的心脏监测也可减轻其孤独感和无助感，让他们认识到虽然生活中无人陪伴，但医务人员一直在他们身旁给予帮助，对他们来说，这是一种心灵的寄托。

目前临床应用最多的心脏监测检查是多导联心电图及 Holter，多导联心电图是发现心脏疾病，尤其是急性心肌梗死最简单、快捷的手段，其优点是直接、快速，但最大的不足是只能捕捉到发作时的异常，非发病期常不能捕捉到明显异常信息。Holter 虽然可连续记录 24h 心电活动的全过程，包括休息、活动、进餐、工作、学习和睡眠等情况下的心电图资料，能够发现常规心电图不易发现的心律失常和心肌缺血，但由于其属于回顾性监护，发病时无法得到及时的诊断与救治指导，同时其费用昂贵，难以普及。

心脏远程监护仪佩戴简便、操作可行，极其适合老年人。其使用方法可归纳为 4 个字：贴、连、开、按。"贴"是指粘贴电极片；"连"是指连接导联线和数据线；"开"是指开机；"按"是指发送心电信息。所有患者按常规行心电图检查，然后随身佩戴远程心脏监护仪，采用自动报警、无声模式，同时嘱有自主意识的患者可适时手动发送心电图。患者在院外或病房将心电图发送到监护中心，对于危险心电图，监护中心医务人员会及时电话告知患者及家属危险性，并指导其采取急救措施，如卧床休息、有条件者吸氧、服用急救药物、协助呼叫"120"，使患者入院得以及时救治。

总之，远程心脏监测应用于老年人的意义重大，不仅操作方法简单易学，而且已有数据表明远程心脏监测可明显降低老年人急性心血管事件的死亡率和致残率，利用其成功抢救急性心血管事件的案例数不胜数。

二、植入性心脏电器械患者的远程心脏监测

随着疾病谱的改变、治疗方法的改进，植入性心脏电器械（IECD）的数量逐年增加。IECD 包括起搏器、埋藏式心脏转复除颤器、心脏再同步化治疗和植入性心脏事件记录仪，这些装置是智能化的器械，可以提供器械的程控参数和功能状态，并储存了大量有诊断价值的资料。而 IECD 患者自植入心脏电器械后，需平

均每半年至医院随访，造成了巨大的医疗和经济负担，IECD 的心电远程监测应运而生。IECD 的远程监测技术进入临床已约 13 年，其利用相应的设施获取或读取这些信息并发送至监测中心，然后进行诊断和处理。IECD 的远程监测既可以确定器械的功能状态，也可以监测心律失常，还可以解读患者的其他生理参数，完善疾病的诊断、方便随访。医院和医师可以通过减少住院访问次数来优化绩效，医护技术人员可以过滤来自远程系统的警报，提高工作效率；对于患者而言，该技术提供了更持续的随访，并节省了门诊就诊的时间。最近的长期心电远程监测随机试验表明，远程监测对结构正常的心脏和结构性心脏病的成人起搏器患者的标准随访同样安全。相关研究表明，远程心电监测减少了除颤器（ICD、CRT-D）心力衰竭患者的非预期就诊，减少了医疗系统的费用和负担，提高了患者的生存质量。PREFER 研究表明，远程心电监测 CareLink 系统安全有效，且能更快监测到安装起搏器患者需要临床处理的事件。CONNECT 研究表明，远程心电监测使 ICD、CRT-D 患者能够得到更早、更及时的临床治疗，而住院时间也显著减少。COMPAS 研究证实，远程监测可显著减少长期随访患者的就诊次数，是可以替代常规随访的一种安全的管理方式。

2008 年美国心律协会也明确提出：①推荐使用远程监测系统随访心脏植入性器械；②远程监测尤其适用于因各种原因需增加随访频率，但无须程控监测的患者。

与普通的远程监测不同，IECD 的远程监测有其特殊性，除了监测心律失常等心脏事件和血流动力学等生理指标外，还需解读器械的功能状态、工作状态和程控参数等。

研究发现，远程监测可以早期发现导线故障，减少由此引起的误除颤，在远程监测下不适当除颤的发生率为 27%，而采用传统的随访时，不适当除颤的发生率为 53%。

对 IECD 患者的管理而言，远程心脏监护主要是心率管理和起搏器等植入电器械的功能监测。远程监测可以更早地发现各种事件，对植入心脏电器械患者意义重大。一项研究比较了单腔或双腔起搏器植入术后患者采用不同随访方法对临床可干预事件的识别能力：一组是在术后第 3、6、9 个月时远程传输心电图；另一组是传统的 6 个月时诊室随访及每 2 个月经电话发送心电图。结果显示，远程监测组发现事件早于对照组 2 个月，发现事件的比例 66%（446/676）也远高于对照组的 2%（3/190）。另一项研究对植入远程监测装置（包括起搏器、ICD、CRT-D）的 163 例患者进行了平均 488 天的随访，探讨远程监测对心房颤动检测和治疗的影响。结果显示，首次进行心房颤动干预的中位数时间是 50 天，比约定随访时间早 148 天。另外，IMPACT 试验证明，IECD 患者的远程监测可以早期发现心律失常并早期启动抗凝治疗，从而降低栓塞风险。

远程心电监测能够通过减少长期心动过速（如心力衰竭或血栓栓塞事件）的潜在危及生命的并发症数量来预防发病。Bert 等的研究表明，大多数研究对象（80%）及对照组（75%）在持续性或非持续性心律失常期间均无症状。缺乏症状似乎并不排除可能危及生命的快速性心律失常。在这组无症状患者中，远程监测系统记录到其为心房来源、持续性上呼吸道性心动过速，甚至是短期心室颤动。其中 2 名有症状的患者（20%）只有在不良事件警报后被接触时才会出现症状。与常规监测相比，远程心电监测可以早期检测不良事件，如心律失常和相关并发症，可以早期优化 ICD、CRT-D 和起搏器患者的医疗治疗。

Shanmugam 等的研究表明，对植入性心脏器械患者来说，仅依赖间断的问诊或随访可能会使病情延误长达数月之久，所以心房高频事件的连续家庭监测对植入 CRT-D 的心力衰竭患者具有重要的意义。在该研究中，高频事件定义为 24h 内因房性心率超过 180 次/分而进行模式转换的时程。研究发现，24h 内检测到高频事件超过 3.8h 的患者风险显著增加，与无高频事件患者相比，血栓栓塞并发症发生风险高达 9 倍，心血管死亡风险高达 4 倍。这一研究强化了远程监测患者临床状态的潜在重要性。对于脑卒中高风险者，远程监测也应当同抗凝治疗一起纳入管理流程。

ICD 植入患者进行远程监测的临床价值在 TRUST 研究中得到了验证，研究比较了远程监测和按季定期诊室随访的安全性和有效性。远程监测组患者仅在随机后 3 个月时诊室随访 1 次，下一次则在随机 1 年后。随访间歇期可通过网络获得各种信息，如阻抗超过一定范围、择期更换指示、室性心动过速/室颤监测功能关闭、室上性心动过速/室性心动过速/心室颤动事件、30J ICD 电击无效、24h 内模式转换＞10% 和信息发送失败 3 天以上等。结果显示，远程监测组诊室随访次数较对照组减少 45%，从心律失常事件发生到医师明确诊断的时间平均缩短 1 天。89% 的报警事件可以通过远程监测解决，对需要诊室随访的事件中的 52% 进行了临床干预（程控、药物治疗、药物剂量调整）。另外，远程监测增加了患者定期诊室随访的依从性；通过早期识别装置故障或心律失常，远程监测还能减少不恰当的治疗。

尚有研究表明，远程心电监测仪在评估房性期前收缩、室性期前收缩的射频消融疗效方面优于远程心电检测仪。远程心电监测仪可作为心律失常射频消融术或永久起搏器植入术后随访的常规检查，其与传统心电图或动态心电图相结合可更正确地评估手术疗效。

三、心脏手术后人群

远程心电监测可以早期检测心脏手术后的心律失常，然后优化治疗，心脏外科术后常常出现与手术瘢痕相关的快速心律失常及缓慢型心律失常，通过远程心电监测可及时发现，从而可选择药物治疗、射频消融术等抗心动过速治疗，对于严重的缓慢性心律失常可行心脏起搏器植入治疗。

四、儿童先天性心脏病心律失常

Zartner 等的研究表明，远程心电监测系统有利于修改 8 种具有各种先天性心脏病的儿童和年轻患者的抗心律失常药物的使用，对儿童和青少年心律失常的治疗有一定的指导意义。

对于其他特殊人群，如需紧急救治的心脏病患者、残障人士、亚健康/职业病人群、有猝死家族史的人群等，使用远程心电监护仪监测，随时随地进行信息采集，经 GPRS 网络系统发送心电数据至监护中心，可以提高心肌缺血、急性心肌梗死、心律失常等心脏疾病的发现率和诊断阳性率，提高急性心血管事件的诊治效率，使危重患者得到及时救治，从而降低院外因恶性心血管事件发生心脏性猝死的危险。

第三节　存在的问题和发展前景

心脏远程监测技术在特殊人群中的临床推广应用对心血管病防治工作的开展具有里程碑意义。虽然远程监测已显示了良好的应用前景，但目前及今后仍有许多问题有待解决。

（1）由于远程心脏监护仪采用 CM_1 和 CM_5 双通道记录，在心肌缺血的定位诊断上有一定的局限性，在诊断中务必要注意，以免延误患者的病情。

（2）目前远程心电监测尚未制定统一的判断标准，特别是针对不同特殊人群的标准，现阶段主要参考心电图及 Holter 的标准。需要完善远程心电监测数据，确定统一标准。

（3）临床可干预事件的尽早发现并不等同于患者预后的改善，因此，远程随访和监测要真正成为随访管理的标准，还需要临床研究充分证明患者预后得到了改善。此外，远程监测发现参数需要调整时，患者仍需到诊室进行程控，才能保证患者安全，这对于特殊人群来说可能需要更加重视和采取更多措施，如何针对特殊人群提供有效服务和救助需要研究和探索。

（4）建立一个完善的心脏远程监护系统花费较高，如何有效地把医疗资源整合在一起，从而在心律失常防控治疗领域发挥更大的作用成为亟待解决的问题。

（5）远程心脏监护对特殊人群的管理内容包括心率、心律失常、Q-T 间期、特殊心电波形改变及危急值等。

远程监测显著减少了长期随访患者的就诊次数，是可以替代常规随访的一种安全管理方式。但是，目前远程监测的实施还缺乏统一的管理模式和技术规范，亟待实施标准化，应在技术及针对特殊人群的远程监控应用、流程、诊断、处置等方面规范化，并进行风险控制。例如，诊断结论的规范化：诊断结论必须有节律、心电轴、心电图的改变和最终的结论，正常心电图、正常范围（大致正常）心电图、可疑心电图、异常心电图；应结合临床对心电图进行全面分析，写出各个心电图诊断的条件，要求语言通顺简洁、内容齐全。

远程随访和监测的管理模式不同于诊室随访，医师要重新适应，同时还要处理大量新的数据，建立数据库，进行存档和下载，也可能会增加工作强度。要最大限度地利用这些远程随访资料，必须有效管理数据并更新现有随访流程。学习欧美国家，尤其是美国的先进技术，并结合我国国情，日趋完善远程心电监测系统和随访流程，助力我国在该领域的完善和发展。

近几年，远程心电监测系统飞速发展，远程监测特定生命体征和可穿戴设备已不再是一个构想，其已经实现，并且无地域限制，在医院和护理中心甚至家中都可以进行监测。最新一代心脏起搏器和植入式 ICD 不仅可以连续监测心脏事件，还可以监测电池电量，使患者在了解自己病情的同时更加了解植入心脏电器械的性能和使用情况。随着现代网络信息技术、人工智能等新技术的发展，远程心电监测将会在技术、成本和应用开发等方面取得迅速发展，对于全球老龄化及其他特殊人群的健康监护意义重大。

目前，远程心电监测系统已经参与了区域协同急救医疗合作新模式的构建。随着我国社会及经济的发展，心脏远程监测系统将会逐渐在临床中得到推广和应用，也会给更多特殊人群带来福音。

（张旭敏　贡时雨）

参 考 文 献

程姝娟, 柳景华, 2012. 心脏植入式电子装置的远程随访与监测. 中国介入心脏病学杂志, 20（5）: 291-293.

李彬, 赵红艳, 苏园海, 等, 2012. 远程心电监护对老年缺血性心脏病患者心律失常的临床价值. 中国实用医药, 7（18）: 67-68.

梁爱民, 伊永亮, 2008. 远程心电监护技术在老年患者中的应用. 护理学杂志（23）: 21-22.

梁峰, 胡大一, 方全, 等, 2016. 2015 年欧洲心脏病学会关于特殊患者群体室性心律失常治疗和心脏性猝死预防指南的解读. 中国医院用药评价与分析, 16（8）: 1009-1013.

孙宝贵, 张锋, 刘少稳, 2011. 植入性心脏电器械远程监测系统. 中国心脏起搏与心电生理杂志, 25（6）: 478-481.

王红宇, 2015. 远程心脏监护技术在慢性病管理中的应用. 实用心电学杂志 24（2）: 100-101.

张玉，高海青，2016. 心脏远程监护技术监测无症状性心肌缺血患者的临床体会. 山东医药，56（5）：35-36.

Crossley GH，Boyle A，Vitense H，et al，2011. The CONNECT（Clinical Evaluation of Remote Notification to Reduce Time to Clincal Decision）trial：the value of wireless remote monitoring with automatic clinician alerts. J Am Coll Cardiol，57（10）：1181-1189.

Hauck M，Bauer A，Voss F，et al，2009. "Home monitoring" for early detection of implantable cardioverter-debrillator failure：A single-center prospective observational study. Clin Res Cardiol，98（1）：19-24.

Heidbuchel H，Hindricks G，Broadhurst P，et al，2015. EuroEco（European Health Economic Trial on Home Monitoring in ICD Patients）：a provider perspective in five European countries on costs and net financial impact of follow-up with or without remote monitoring. Eur Heart J，36（3）：158-169.

Ip J，Waldo AL，Lip GY，et al，2009. Multicenter randomized study of anticoagulation guided by remote rhythm monitoring in patients with implantable cardioverter-defibrillator and CRT-D devices：Rationale，design，and clinical characteristics of the initially enrolled cohort The IMPACT study . Am Heart J，158（3）：364-370.

Landolina M，Perego GB，Lunati M，et al，2012. Remote monitoring reduces healthcare use and improves quality of care in heart failure patients with implantable defibrillators（the evolution of management strategies of heart failure patients with implantable defibrillators（EVOLVO）study）. Circulation，125（24）：2985-2992.

Mabo P，Victor F，Bazin P，et al，2012. A randomized trial of long-term remote monitoring of pacemaker recipients（the COMPAS trial）. Eur Heart J，33（9）：1105-1111.

Nagel B，Janousek J，Koestenberger M，et al，2014. Remote Monitoring Leads to early recognition and treatment of critical arrhythmias in adults after atrial switch operation for transposition of the great arteries. Circulation Journal，78（2）：450-456.

Neuzil P，Taborsky M，Holy F，et al，2008. Early automatic remote detection of combined lead insulation defect and ICD damage. Europe，10（5）：556.

Shanmugam N，Boerdlein A，ProffJ，et al，2012. Detection of atrial high-rate events by continuous home monitoring：clinical significance in the heart failure-cardiac resynchronization therapy population. Europace，14（2）：230-237.

Spencker S，Coban N，Koch L，et al，2009. Potential role of home monitoring to reduce inappropriate shocks in implantable cardioverter-defibrillator patients due to lead failure. Europe，11（4）：483-488.

Varma N，Epstein AE，Irimpen A，et al，2010. Efficacy and safety of automatic remote monitoring for implantable cardioverter-defibrillator follow-up：the Lumos-T Safely Reduces Routine Office Device Follow-up（TRUST）trial. Circulation，122（4）：325-332.

第九章　医院内远程监护的应用

近年来，随着医疗仪器的小型化、网络化，以及信息处理与网络数据传输技术的快速发展和普及，远程医疗系统的应用成为热点。远程医疗主要应用于临床会诊、检查、诊断、医学教育、研究及交流等方面。远程医疗监护系统作为远程医疗系统的一部分，实现了被监护者生理参数的采集、网络传输、远程监护与诊断，用于跟踪病态发展、指导治疗，以保证及时诊断、治疗。远程医疗监护系统的应用减轻了患者在就医途中奔波的劳苦，同时在医院内建立网络系统，与院内现有业务系统对接，能够极大地方便患者就诊，并加强医院的现代化信息管理和工作效率。

一、医院内远程监护的简述

医院内远程监护网络系统以设备与软件配合方式实现，围绕医院现有的各个电生理检查，实现电生理系统与院内医院信息系统（HIS）、影像存储与传输系统（PACS）、电子病历系统、体检系统、教学系统等对接，同时实现对现有设备数据（数据接口存在）或报告的采集、分析、归档、数据挖掘，为电生理的临床检查提供数字化的手段。通过接口完善医院信息化建设，并通过电生理系统探索信息化在临床医疗、就诊、检查流程优化、医院管理等方面的应用。

同时，远程监护网络系统支持院外社区接入，通过互联网与电生理服务器与院外各个社区及分院连接，可以使患者不到医院即可以通过社区的设备或数据采集软件将病例数据发到医院，医院指定科室完成数据分析后给出报告与诊断结论，实现远程数据诊断。

二、医院内远程监护的组成

医院内远程监护系统主要由采集终端设备、网络系统、诊断中心等组成。

（1）采集终端设备：配合电脑中运行的数据采集软件，完成常规心电图、动态心电图、动态血压监测等检查项目，将数据从设备中读出并上传到医院内的远程监护网络系统服务器存档，同时提供数据管理、报告打印等辅助功能。

（2）网络系统：由服务器及服务器软件、网络设备（如路由器、交换机、防火墙、无线 AP）等组成。服务器软件通过通信协议与院内 HIS、PACS、EMRS等系统对接，实现数据的全院共享。网络设备用于实现采集终端、诊断中心与服务器的网络连接和数据交换。

（3）诊断中心：配置多台电脑，安装医院内远程监护系统数据诊断软件，可多人同时工作，完成对患者数据的分析与诊断。数据诊断软件用于分析通过设备或数据采集软件上传到服务器的数据，并给出报告及诊断结论，并且将报告和结论信息同步到院内 PACS、电子病历系统，同时支持数据管理，包括病例作废、转发、追踪、通信等功能。诊断中心通常还配置大尺寸显示屏，连接数据诊断软件，用于会诊与医学教育等。

对于功能科室，还可配置预约登记软件，通过 HIS 接口获得申请单并生成打印条形码，用于就医过程中的叫号、检查等后续操作流程；排队叫号软件支持语音自动呼叫，叫号屏幕上显示排队信息，显示并播报待诊者姓名、流水号及检查室，空闲时段也可进行宣教资料的播放。

报告打印终端用于连接打印机，打印纸质报告，然后患者或护士到上传病例时指定的报告打印终端取回纸质报告，其支持目前市场上所有的主流打印机。

目前主流的远程监护网络系统还同时提供 Web 方式的报告查看、后台管理等功能，可实现通过浏览器查看、下载诊断报告，控制当前系统所支持的数据类型、每个终端账号的权限，进行后台数据统计，管理服务器上的所有病例文件等操作。

（一）总体架构

院内远程监护系统通过院内局域网与院内的 HIS、PACS、电子病历系统、体检系统、教学系统互联，与院内各个科室的电脑、设备互联，与各个报告打印终端互联，实现将院内的检查申请、患者检查、数据上传、分析诊断、数据同步、数据量统计等全部加入电生理系统，医院工作人员可以不用走出科室，在原地即可随时调取病例、分析病例、查看或给出诊断结论与报告，同时利用电子病例格式服务器一体机保存，方便医院进行历史数据管理与统计，而且数据可以同步到院内已有的 PACS 和电子病历系统等，这样医院可以使用原有管理模式。

（二）模块划分

整体的远程监护系统可以大致分为两个子解决方案：院内远程监护系统（详见前文）与院外远程监护系统。

院外远程监护系统是通过互联网将各个社区、卫生院、分院与电生理服务器互联，实现真正的远程诊断。同时还可提供远程监护系统云平台，医院使用云平台的服务搭建院外电生理系统，无须额外购买服务器、搭建机房等投入，降低成本。患者只需要到距离自己最近的社区、卫生院或分院即可完成心电、动态血压、动态心电等项目的检查。所以，院外电生理系统能够灵活、快速、方便地扩展医院的业务量，短时间内即可将各个电生理的检查项目扩展到全省甚至全国。目前中国医学科学院阜外医院、郑州市中心医院、遵义医学院附属医院等已成功搭建了院外电生理系统，业务量遍布全国。

（三）系统网络说明

远程监测系统可同时提供院内和院外两种网络环境的病例数据与诊断报告的交互。局域网网络环境无特殊要求，外网提供服务时需互联网专线接入，带宽视需要服务的用户量而定，最低为 10M 专线带宽，采用 HTTP（S）网络通信协议，支持病例原始数据的断点续上传/下载，网络数据包加密，对于较大的动态心电病例采用无损压缩算法，压缩率最高可达 70%，即压缩后的文件只有原文件的 1/3 大小，24h 动态心电图数据经无损压缩后 3 导联只有 8M 左右，12 导联只有 20M 左右，可确保诊断数据与检查报告快速、安全、稳定地在网络中传输，对网络带宽要求极低，医院所辖社区或分院在 3G/ADSL 网络下即可进行病例报告的传输。

1. 电生理网络内外网并存及安全性说明

（1）电生理服务器连接到医院局域网，由信息科划定固定的 IP 地址。

（2）医院必须接入一条互联网专用线路，该线路具备固定的互联网 IP 地址（光纤）。

（3）光纤上下行带宽需确保有 2Mbit/s 以上的充裕带宽。

（4）医院互联网专线接入端的防火墙或路由器具备端口映射功能。

如医院现有互联网环境满足需求，可以使用现有网络环境，互联网线路经由防火墙或路由器接入局域网，通过防火墙进行端口映射，将 443 端口的网络请求映射到电生理服务器。

2. 电生理网络的安全性特点

（1）通过端口映射的方式接入互联网请求，仅允许某一端口访问，大大降低了互联网攻击的可能性。

（2）开放的端口仅允许心电图数据进入，电生理系统具备完善的数据校验协议，可确保病毒、恶意攻击行为不能通过电生理系统传入医院局域网。

（3）病例文件已通过加密处理，不允许被任意篡改。

如医院无互联网专用线路，可采用云平台进行病例传输，以私有云的方式存储每家医院的病例，可确保网络服务通畅和数据不丢失，待院方有能力时再通过平台接口取回病例，此方式仅需院方为医师准备可上网的工作电脑，社区使用 3G/ADSL 网络的设备即可。

（四）系统的整体性能

远程监护系统以设备与软件配合的方式实现，围绕医院现有的各个电生理检查，实现远程监护系统与院内 HIS、PACS、电子病历系统、体检系统、教学系统等对接，同时实现对现有设备数据（数据接口存在）或报告的采集、分析、归档、数据挖掘，为临床检查提供数字化的手段。通过接口完善医院信息化建设，并通过远程监护系统探索信息化在临床医疗、就诊、检查流程优化、医院管理等方面的应用（表 9-1）。

表 9-1　远程监护系统的性能

编号	性能描述
1	以心电图科室为中心，建设覆盖门诊、住院、急诊、体检中心、各临床科室、下属分院及社区医院形成的全院级别的远程电生理信息管理系统
2	电生理系统可以与社区连接，实现真正意义上的远程诊断，减少医院人流量，降低患者的检查成本，同时也可大大增加医院的用户量，使医院的业务扩展到全省甚至全国。若医院只想与社区或分院连接搭建院外电生理系统，设备公司提供电生理系统云平台，只需提供若干台电脑供医师用于病例诊断，节约医院的成本
3	设备公司提供完善的网络环境构建方案，可以使一台院内电生理服务器既支持院内局域网使用，又支持院外社区或分院远程连接，节省成本，并保证网络安全
4	电生理系统解决方案有良好的兼容性，可支持院内已有的主流品牌心电图设备及其他设备，心电数据采用 HL7-aECG 格式保存，只要心电图设备拥有数据接口且数据符合 HL7-aECG 格式，即可与电生理系统无缝对接，对于特殊数据接口的设备，需要院方或厂家提供数据解析协议，完成设备对接，已有设备的兼容性都可以得到保证
5	诊断报告的全面共享，电生理诊断结论以电子格式存储在电生理系统服务器上，如果有权限，需要访问时在任何地点任何时间均可通过浏览器浏览、下载、打印电生理诊断报告
6	可管理的设备种类：心电图机、动态心电图仪、动态血压仪、动态血氧仪、脑电地形图仪、肺活量计等
7	可以和院方的 HIS、PACS、体检等系统完整集成。共享数据包括申请信息、病例信息、报告信息、诊断信息、收费信息等
8	对医院现有的电生理设备的数据及报告进行无纸化管理，可以节约纸张与人力成本
9	安全可靠的网络数据存储与传输，电生理系统可采用数据加密方式进行传输，可确保医院病例与报告数据安全，特殊的网络拓扑结构可保证即使一台电生理服务器同时连接医院局域网与互联网，也能确保网络安全
10	通过各个模块的网络连接，建立电生理诊断中心，专门负责各个科室电生理病例的诊断处理，临床医师或护士通过工作站或终端设备进行诊断报告的原地打印；同时通过接口将电生理报告与 PACS、电子病历系统进行整合，使全院各个科室均可实时查询、调阅本科室患者的电生理诊断报告
11	提供数据统计功能，通过 Web 后台管理可方便地统计各种病例类型数据量、阳性率、医师工作量、工作效率等数据，可满足医院所有的统计需求

（五）医院内远程监护系统工作流程说明

1. 预约登记　心电图检查医师通过预约登记软件向 HIS 服务器添加申请单进行预约和登记，并生成排队号，打印条形码，患者按照排队号在检查室等待检查。

2. 排队叫号　检查医师依次叫号，系统会自动语音呼叫并将排队信息显示到叫号屏幕上。显示并播报患者姓名、流水号及检查室。在队列空闲时可以播放宣传影音资料。

3. 数据检查并上传　患者按照叫号次序进入检查室，扫描条形码后进行心电图检查。

在上传到服务器之前，心电图机支持预采集，待采集的波形稳定清晰后再正式采集，保证传送到服务器的图形清晰；采集完成后，心电图立即上传到服务器上等待医师分析。支持静息心电图、运动心电图、动态心电图、动态血压、脑电地形图及动态血氧等不同种类的电生理检查，通过心电网络信息平台实现全院共享。

心电图机设备通过 3G 或 WiFi 实现数据上传，数据采集软件通过宽带实现数据上传，服务器接收到病例数据后会将数据与院内 PACS、电子病历系统、教学系统进行数据共享。

4. 心电数据分析与诊断　数据分析软件用于分析设备或数据采集软件上传到电生理服务器中的数据。数据分析软件电脑宽带从服务器下载病例数据，进行分析与诊断，得出报告文件与诊断结论并上传到电生理服务器，报告上传到服务器之后，服务器会将报告信息与诊断结论同 PACS、电子病历系统、教学系统进行数据共享。

5. 报告打印　支持两种方式：①通过报告打印终端打印；设备或采集软件在上传病例时指定报告打印终端，报告上传后自动在报告打印终端打出纸质报告，若是患者自取报告，需要扫描条形码；②设备或采集软件自身支持报告打印，纸质报告不通过打印终端，直接由设备或采集软件连接打印机打出。

6. Web 报告查看　临床医师在纸质报告打印前可通过网页浏览报告，报告上传到电生理服务器后，通过电生理服务器与院内 HIS、PACS、电子病历将病例即时同步到院内系统，医师既可以通过电生理的 Web 查看报告，也可以通过院内的 PACS 查看报告。

7. 病例统计与查询　所有的病例与报告都在电生理服务器上有记录备份，医院可通过此数据统计病例量、阳性率、医师工作量等数据。

三、医院内远程监护的应用

可接入医院内的远程监护系统的采集终端设备类型见表9-2。

表 9-2　可接入医院内的远程监护系统的采集终端设备类型

名称	所属分类
心电图机（ECG1200G）	心电类
动态心电记录仪（Holter）	心电类
心电工作站（ECG work station）	心电类
动态血压监测仪	血压类
动态血氧监测仪	血氧类
脑电地形图	脑电类
动脉硬化检测仪	血压类
肺活量计	肺功能
体检机	综合
红外乳腺诊断仪	影像类
电子阴道镜	影像类

四、医院内开展远程监护的意义

近年来我国医院的数字信息化建设取得了长足进步，以患者为中心的临床信息系统正在成为医院信息化建设的新热点。临床信息系统以电子病历为核心，将患者历次的诊断和治疗信息集中管理，通过医院对患者信息的共享提高医院的社会效益和经济效益，真正实现对患者医疗数据的全面掌握。

电生理检查是医院检查的重要组成部分，包括心电图类、脑电图类、神经电生理类、五官科的测听仪、眼压监测、肺功能等，这些检查项目不在 DICOM（医学数字成像和通信）标准以内，与放射检查、核医学检查、超声检查、内镜内检查、病理检查共同组成了医院医疗检查体系，一直以来，电生理科室是医院不可或缺的重要组成科室。

随着医疗信息化进程的不断深入，医院对信息化建设的需求也越来越强烈，医疗信息共享成为信息化的首要目标，而在这一进程当中，放射、超声、内镜、核医学等影像检查走在了前列，率先实现了医疗影像的数字化集中存储与发布共享，为临床提供了快速有效的辅助工具。但遗憾的是，作为医学检查中最为基础与重要的电生理检查，却与此信息化进程不相适应，长久以来，电生理检查仍沿用单机工作、单机输出的工作模式，而没能用信息化手段提升作业品质与工作效率。

医院信息化建设中对患者的电生理数据采集、诊疗的全程数字化管理是医院建立完善临床信息系统的关键任务和必要组成部分，此任务与影像数据的数字化管理和检验数据的数字化管理具有同等重要的地位。实现电生理数据的全院数字化管理，可以规范就医检查流程、减少患者等候报告的时间、提高医师诊断准确率，从而更好地为患者就诊提供服务；同时，电生理数据的数字化管理可以解决长期以来困扰医院的电生理资料无法数字化保存的问题；电生理数据及诊断报告通过计算机网络传输将改变过去纸质诊断报告的提取流程，提高临床护士和电生理诊断技师的工作效率，临床医师通过对比患者的历史心电图，能更充分地了解患者病情和历次治疗效果，提高医院电生理诊断的临床和科研水平，提升医院的整体形象。

电生理系统可以实现动态心电图、心电图运动平板试验、动态血压、动态血氧、脑电地形图等电生理诊断数据和报告的统一管理，管理的范围不局限于院内，还包括医院下属的社区，甚至在救护车中移动采集的电生理数据都可以统一纳入电生理系统中。通过医院的信息管理平台，电生理检查可完全实现在线申请预约、数据和报告的网络化传输及远程会诊等，使全医院的电生理检查、电生理数据储存、电生理诊断报告实现数字化、网络化、无纸化集中管理。

电生理系统将电生理检查与医院信息管理系统高度集成，在患者检查后对检查结果进行分析，并对诊断报告进行自动存储、打印及数据统计查询等，实现了智能化、自动化和规范化，减少了管理漏洞，提高了工作效率。同时，通过浏览器可以查询、浏览、打印诊断报告，为报告的提取提供了更方便、更快捷的方式。

五、电生理系统应用的优势

（一）数字化永久存储

心电图机打印的热敏纸心电图只能保存 1 年多，不符合医疗文书保存要求，电生理报告页数较多，A4 纸质的文档极易混乱或丢失，应用数字化管理可以延长病例报告的保存时间，克服占用空间大的弊端，也可方便调阅、查询和统计。实现所有原始数据的心电图波形的自动保存，有效避免因心电图问题产生的医疗纠纷。

（二）病例统计清晰、费用明确

通过电生理系统完成的诊断都会记录在电生理系统中，通过对病例的统计可以明确电生理检查的收支及医师工作效率的高低，既杜绝了漏费现象，又加强了电生理科的绩效考核。

（三）检查流程规范化、自动化

从检查开始的患者身份识别到报告的打印，电生理系统都能给予规范化和自动化的支持，如患者身份识别的一维码扫描、病例的自动化传输、报告的自动下载及打印等，这使得原本繁杂的工作过程变得清晰。

（四）工作效率提高

其他科室采集的电生理数据可通过网络自动传送到电生理科，由电生理科医师进行统一处理，诊断报告通过网络自动回复到发送病例的设备或电脑上，由设备或电脑自动打印，既可以减少工作失误，又方便快捷，可以为诊断医师和临床护士节约大量时间。

（五）医院就医压力缓解

将电生理系统接入互联网或 VPN 网络，可以实现从医院所属社区及移动电生理设备到医院内的数据及报告的双向传输，实现远程电生理的诊断和会诊，社区周边人群可以不出社区即享受到大型医院的医疗服务，缓解医院就医压力。

（六）医师的诊断和科研水平提高

电生理检查的信息化管理使各种电生理病例的分类、查询、调阅和统计变得非常方便。利用这些资源，电生理科可以很方便地开展人员培训、研究创新、量化管理等。

六、建立心电网络后的效果

（一）对于医院

1. 系统集成效果。心电网络可以与医院的 HIS、PACS、体检网络等集成，提供所需的电生理图文报告资料，同时也丰富了电子病历所需的各种检查资料，建立电生理网络系统后，临床的电生理检查将更方便，检查可随手操作，病例快速传输，专业诊断快速回复，临床电生理采集数量或频率由原来必须做的项目增加到需要做的项目都可随时做，这样医院临床的整体检查数量大大增加，经济效益明显提高，所有患者的电生理诊断报告实现网络共享，可实现需要打印的患者才打印报告，节约了成本。通过电生理信息系统可规范工作流程，严格收费管理（配合 HIS 的收费管理），避免各科室的漏费现象。

2. 减轻医师工作量，快速提高工作效率。从申请单的提交、预约、收费、检查、数据录入直到出检查报告，电生理网络系统设计了一套适合各级医院的工作流程，实现了网络自动化进行。例如，心电图检查不需要心电图室医师再推着车往返于各个病区下病房完成床旁心电图，只需要点击"传输"，临床护士便可轻松将心电图病例上传，电生理科的医师在本科室即可接收到病例，并获得自动的病例提醒，通过电生理网络快速将诊断报告回复，大幅度提高了工作效率，缩短了诊断时间。

3. 减少患者在医院内的流动，维持良好的医院内秩序。医院内远程监护的建立可以减少患者拿着检查申请单在医院内到处流动检查的混乱现象，使医院的工作秩序得到良好的维持。

4. 及时发现并救治危急患者，赢得抢救时间。心电图室医师值班时常为一人，若同一时间多个病区申请心电图急诊检查，值班医师将无法识别哪个病区的急诊心电图属于真正的急诊，只能盲目携带心电图机按顺序逐个检查，这样就有可能延误真正需要心电图检查的心脏病危急患者，使他们失去宝贵的救治时间，严重时患者可猝死，引起不必要的患者生命丧失及医疗纠纷。若医院建立院内远程心电监护系统，在同一时间，即使多个病区需要急诊检查心电图，也可同时上传到医院心电诊断中心，值班医师可根据上传的急诊心电图迅速将真正的危急心电图优先发送报告，并及时通知医师，为救治患者赢得宝贵时间。

5. 医院内远程监护的建立可进一步提高全院信息化程度。提高使更多医师网络化协同工作的能力，提高网络会诊的能力，实现医院电生理的网络化和无纸化，方便医师在网络上进行会诊，减少医师在医院的流动。医师节省时间，患者节省精力，从而大大提高了医院的社会效益和信息化程度。

6. 提高分院或社区的心电图检查能力。提高与分院或社区的远程会诊功能，对于医院的分院，心电图一般需当天检查完后送到总院，第二天人工取回诊断结果后方可发送给患者，而电生理网络系统的应用实现了网络传输，当时即可得到报告，并且不需要人工取送，提高了协同工作的能力，实现了网络会诊的功能。

7. 建立信息化资料库，提升医院软实力。规范医院的电生理检查与诊断秩序，在医患矛盾不断的今天，专业人做专业事，所有心电图集中出报告，集中数字化存储，这样可以实现患者资料存储和自动化、疑难患者资料的储备，对于科研分析有重大意义。同时可以对科室员工的工作量和工作状态进行统计，能够发现管理的薄弱环节，更好地评价和激励员工，为科室创造更大的效益。

8. 树立医院形象。针对大量的门诊电生理检查，通过预约登记、条形码扫描等功能，可以规范检查秩序，规范诊断报告，打印出图文并茂的病历，同时生成电子病历，形成社区电子病历中心，为患者提供电子病历存放查询服务，增加对用户的影响力。

（二）对于功能科室医师

患者以往的电生理检查数据全部被保存到服务器上，可以随时查阅调取报告，几秒钟便可获得历次检查数据，并可以对患者的多次检查进行对比。有教学意义或少见的电生理数据资料可以永久保存，用于学术交流，使用时直接得到未失真的原始数据。在医院的任意电脑上不需要额外安装软件就可随时浏览电生理的检查数据和报告，从而更方便地和临床医师沟通，进行网络会诊。

（三）对于临床医师

1. 不再需要等待电生理科室送来的报告，可以在医师办公电脑上直接查看所有患者电生理检查的图文一体报告，还可以通过数据库查询该患者以往所有电生理（如动态心电图、心电图运动平板试验、运动血压等）方面的诊断报告，可以针对原始数据进行分析、测量、处理对比。一些有诊断权限的医师还可以进行病例的二次处理和替换诊断报告，可以在网络上召集其他科室的医师进行会诊，及时得到患者的检查报告，有利于节省时间，快速服务于患者。

2. 通过与周围医院或分院联网，提供更多、更好的远程会诊医疗服务，对于病情比较复杂的患者，不需要来回挪动就可以进行远程指导。

3. 通过已实现的网络功能，临床医师不需要走出办公室就可以得到所有心电方面的检查和诊断报告，然后可分析图像或进行网络会诊，从而节约更多时间来处理其他事情。

（四）经济效益

1. 建立电生理系统将使电生理检测变得高速、便捷，诊断报告直接通过网络送达科室，可以极大地节约人力成本，提高工作效率，通过自动化的身份识别，节约了申请单、预约单等纸张耗材。

2. 通过远程诊断将医院的医疗服务扩展到社区甚至家庭，可以节约周边患者的治疗费用，社区筛查使得有必要入院的患者才到医院处理，缓解医院就医压力，降低不必要的物品消耗。

（五）社会效益

1. 实现所有原始电生理数据的数字化保存，有效避免因诊断问题产生的医疗纠纷。

2. 电生理检测实现了统一的电子化管理，可随时调阅，使电生理诊断信息实现院内共享，临床医师可对患者历次检查进行连续性的观察和比较，有效提高了诊疗质量。

3. 临床科室的电生理病例通过网络自动传送到电生理科室，由电生理医师诊断后统一形成报告，回传至临床科室，节约科室间纸质报告提取的往返时间，避免纸质报告的传递错误。

4. 对于急诊患者，不需要电生理医师到现场检查，急诊科通过电生理系统即可快速得到电生理科的诊断报告，使患者得到更及时、更有效的处理。

小　结

院内监护系统在医院的作用并不完全是直接创造经济效益，同时还能提升医院的软实力，提高科室管理水平，优化工作流程，提高工作效率，从而在各个方面为医院创造难以量化的经济收入，使得医院的医疗服务水平得到提升。院内监护系统改变了传统的心电检查流程，有效地提高了心电图室的工作效率和管理水平，其经济效益体现在医疗资源共享、建立监护系统远程诊断中心、提高诊断水平、病例数据的统一管理、数据挖掘等方面，同时为构建具有完整患者诊疗信息的电子病历奠定了良好的基础。院内监护系统的建设目标如下。

（1）建立以监护科室为诊断核心的网络系统服务平台。实现网络接收病例原始数据、网络回复电子诊断报告，提供 Web 发布报告的工作模式。

（2）与医院系统联合工作，与 HIS、PACS、电子病历系统、体检网络等建立网络连接，实现获取患者申请信息，发布诊断后的结果，提供临床医师客户端的浏览、分析测量、下载打印等电子化模式。

（3）连接医院现有的检查设备。

（4）通过在原科室建立有线/无线采集系统，院外可以选择 3G 传输，直接取代以往监护科医师携带较重的设备进行床旁检查，再回到监护科进行报告，然后经过传递到达临床科室的方式，避免浪费大量的人力、物力、财力，避免工作效率低下及延长患者的诊断时间。

（5）院内建立远程诊断工作站，为下属门诊部、社区医院配置或连接网络化心电图采集设备，实现实时远程心电诊断。

（6）在长期积累过程中形成具有学术研究价值的心电图病例，改变以往无病历可查、可用的状态，真正实现心电信息的综合管理。

（7）搭建门诊心电图信息化工作流程，从预约登记、分诊、检查、报告各方面实现全自动信息流。

（8）具有可靠的数据备份机制，支持光盘和磁带备份。

（9）实现诊断报告模板化、规范化，报告集中管理打印。

（10）提供较完善的诊断模板，减少医师重复输入的工作量。

（11）实现科室内各种信息全面、实时、客观的统计管理。

（12）可进行检查费用录入及统计，并控制漏费现象。

（张永庆）

参 考 文 献

盛静宇，石红建，王丽，等，2018. 基于心电网络信息平台的移动心电监护应用效果分析. 中国卫生信息管理杂志，15（6）：76-79.

王庆玲，白雅贤，2000. 数码胎儿远程监护（院内/院外）网络系统临床应用效果评价. 医疗装备，（11）：17-18.

肖志容，蔡花，徐霞，等，2018. 遥测心电监护仪在心内科疾病诊治中的应用价值. 中国医疗设备，33（S2）：73-74.

Aguiar Rosa S，Silva Cunha P，Lousinha A，et al，2019. Importance of monitoring zones in the detection of arrhythmias in patients with implantable cardioverter-defibrillators under remote monitoring. Rev Port Cardiol，38（1）：11-16.

Verburg A，Selder JL，Schalij MJ，et al，2019. eHealth to improve patient outcome in rehabilitating myocardial infarction patients. Expert Rev Cardiovasc Ther，17（3）：185-192.

第十章 医院外远程多参数监测系统的临床应用

目前，我国人口老龄化问题严峻，我国已成为冠状动脉粥样硬化性心脏病、高血压、糖尿病等慢性病大国，其中心血管疾病占主要部分。此外，随着我国医学水平和居民保健观念的不断提高，传统意义上的患者与医师面对面的诊断模式已经不能满足人们对健康日益增长的巨大需求。在这样的背景下，远程无线实时多参数监测技术的应用将更加广泛和深入。

本章对远程多参数监测技术的临床应用情况做了综述，其中着重介绍了远程心电监测的临床应用，并展望了远程监护技术的发展前景。

第一节 远程心电监测系统的临床应用

包括急性冠脉综合征、恶性心律失常在内的急性心脏事件是心脏性猝死的主要原因。有研究指出，70%发生心脏性猝死的患者未能接受早期诊断及治疗，另有部分猝死者在死前数周内已有症状，甚至有些患者还曾接受诊治，只因就诊时症状已消失，缺乏有症状时客观的心电图证据而被忽视，因而心脏性猝死的有效预防是目前医疗界研究的重点。尽管动态心电图能持续记录患者24h近10万次的心电信号，进而大大提高心律失常的检出率，但是其仅能进行回顾性分析，不具备实时监测功能，也无法捕获偶发、严重及一过性的快速心律失常，此外，患者也无法长期佩戴动态心电图检查设备。因此，远程心电监护技术应运而生，其除了具备体积小、易携带等优势外，还能利用GPRS信息发射技术实时发送监测数据，自动分析诊断恶性心律失常预警，从而克服动态心电图的不足，还能有效加强心血管高危人群的监控及管理，确保危重患者在监护下得到最快捷有效的医疗紧急救援。

一、远程心电监测系统的构成

远程心电监测系统是心电监护系统在远程医疗中的应用，其由动态心电监测技术、电子计算机技术及通信技术结合而成，系统包括监护终端及医院的监护中心系统。移动监护终端由患者随身携带，连续采集患者的心电信息，通过 GPRS 网络上传至监护中心。在对患者进行实时监护的同时，医师可通过移动通信网络发送医嘱及诊断。其主要工作流程为：采集心电信息（手动或自动）——→将采集的心电电压信号转换成能传送的心电信号——→将心电信号调制成心电音频信号或心电数字信号——→用手机短信息等形式传送已调制成的心电数字信号——→手机将该种心电音频或数字信号通过 GPRS 无线网络传送到监护接收中心——→接收中心将接收到的心电音频或数字信号通过解调器恢复成常规的心电电压信号（mV级），并记录储存——→由监护中心医师进行阅读分析——→将分析结果及诊断建议以电话、信息等形式及时反馈至患者，当出现急性心血管事件时，可对患者进行实时医疗救治。

二、远程心电监测系统在临床的应用

（一）远程心电监测系统在心律失常患者中的应用

远程心电实时监测仪能在患者日常生活不受限制的情况下记录心电信号并实时发送，这项检查有利于了解胸闷、胸痛、心悸、晕厥等症状的发生是否与心律失常有关，明确阵发性心律失常发作与日常活动的关系及昼夜分布特征，指导临床诊断疾病和疗效评估，尤其有利于院外患者的及时、准确诊断，避免治疗延误。Drew 等进行的长达 5 年的临床随机对照研究也表明，院前远程心电监测比入院后第一次常规心电图检测出更多的心律失常，且院前恶性心律失常的诊断率比入院后更多。另外，张荣生等在对 142 例反复发作性胸闷、心悸、头晕、晕厥患者的随访研究中发现，远程心电监测能及时、准确诊断各种心律失常，诊断正确率近100%，其对于院外的心律失常检出率明显高于常规心电图及动态心电图。院外携带心电手机的患者在任何时间和地点均可把心电图信息通过 GPRS 网络发送到心脏远程监护中心，医师及时对此做出诊断，指导患者治疗，减少了心脏事件的发生。

（二）远程心电监测系统在植入起搏器患者中的应用

对已植入起搏器的患者定期随访是重要环节，通过随访可了解起搏器的治疗效果，及时发现和处理手术期起搏器本身可能出现的并发症及故障，了解起搏器是否处于最佳工作状态，使患者得到最优的治疗效益。然而，安装起搏器后频繁随访不仅浪费了患者的时间，也浪费了医疗资源，若使用远程心电监测系统随时发送监护心电，随访频率可大大增加且减少就诊次数。国外已有大量试验证实，通过远程监测对起搏器患者进行随访是一项有效、可行的方法，并已取得良好的临床应用价值，不仅合理利用了医疗资源，也切实方便了医师及患者。经临床医师多年证实，使用远程监测是检验起搏器功能的一种有效筛查手段，并减轻了大量起搏器安装术后患者频繁入院的负担。

（三）远程心电监测系统在 ST 段抬高型心肌梗死（STEMI）中的应用

流行病学调查发现，因急性心肌梗死死亡的患者中约 50%在发病后 1h 内在院外猝死，死因主要是可救治的致命性心律失常。显然，急性心肌梗死患者从发病至治疗存在时间上的延误。其主要原因如下：①患者就诊延迟；②院前转运、入院后诊断和治疗准备所需的时间过长，其中以患者就诊延迟所耽误的时间最长。急性心肌梗死院前急救的基本任务是帮助他们安全、迅速地转移到医院，以便尽早开始再灌注治疗，重点是缩短患者就诊延误的时间和院前检查、处理、转运所需的时间。国外胸痛中心的经验表明，院前传输 12 导联心电图可以通过院前明确诊断，更快、更早地启动导管室，避开急诊，缩短再灌注治疗时间，提高 ST 段抬高型心肌梗死的抢救成功率。因此，若能在院前使用远程心电监测，有助于及时发现急性心肌梗死等严重心肌缺血事件，提高患者的再灌注治疗率，并可发现致命性心律失常，减少急性心肌梗死患者从发病至治疗的时间延误，从而降低患者的死亡率。

（四）远程心电监测系统在缺血性心肌病患者中的临床应用

随着年龄增大，心肌有不同程度的纤维化、退行性病变及缺血性改变，导致心肌兴奋性不平衡，因此，各种类型的心律失常在老年人中均常见。由于心律失常具有突发性、短暂性、危险性、无规律性、不可预见的特点，老年人发生心律失常的临床表现都具有不典型性，容易漏诊、误诊。要防止老年人缺血性心肌病心律失常的发生，则必须对患者的心电进行长时间的实时监测，而远程心电监测能做到早期发现、及时治疗、挽救患者生命，其对于提高恶性心律失常发生心脏性猝死的生存率尤其具有重要意义。

（五）远程心电监测系统的其他临床应用

对于心脏病的康复治疗，患者需要长期坚持，并积极参与配合，更需要医师为患者制订有效的心脏康复治疗措施。目前常用静息心率（resting heart rate，RHR）了解病情控制情况。有关研究指出，RHR 能有效预测心肌梗死及其死亡率。因此，通过远程心电监测可以了解患者的 RHR，进而指导药物治疗。

因抗心律失常药物在起治疗作用的同时也能导致室性心动过速等致死性心律失常的发生，所以心律失常患者开始服用抗心律失常药物时需频繁就医以调整用药方案，医师可通过远程心电监测长期实时观测患者的异常心电信号，从而制订相应的治疗方案，促进患者病情康复，降低住院率。

三、远程心电监测系统的临床应用范围

1. 已经确诊和尚未确诊的心律失常患者。
2. 缺血性心脏病患者。
3. 起搏器功能的动态观察、监督及判读。
4. 手术中、手术后及危重患者转运途中的心脏监护。
5. 药物及心脏手术疗效观察，进行心率及 Q-T 间期的监测。
6. 特殊功能：心率变异性（HRV）分析、散点图分析、呼吸睡眠暂停初筛、自主神经功能判断等。
7. 干部保健监护。
8. 亚健康人群的保健监护和预警。
9. 高危人群的常规监护和预警。
10. 老年人外出保健等。
11. 火车/公交车司机、飞行员等高强度工作者。

第二节　远程动态血糖监测系统的临床应用

我国是糖尿病大国，且糖尿病患病率呈迅猛增长之势，糖尿病已成为影响我国居民健康的重大慢性病之一。血糖监测是糖尿病患者诊治的关键，目前的常规血糖监测较烦琐，且在调整药物治疗过程中可能出现未监测到的"空白区"，故存在一定的片面性及不准确性。随着医学技术的不断发展，远程动态血糖监测从最早的回顾性资料分析到目前的即时、无线、预警式的血糖监测，技术已较为成熟，其能实时监测糖尿病患者的血糖波动情况，还能区分轻微的血糖变化，为临床医师早期筛查、诊断糖尿病，制订个体化的降糖方案，评估药物疗效及判断靶器官损伤情况提供了客观依据。有学者通过对糖尿病患者 72h 动态血糖监测与常规指尖血糖监测的观察发现，动态血糖监测手段可作为糖尿病患者餐后高血糖、低血糖监测，尤其是无症状低血糖监测的有效方法。更进一步讲，通过远程动态血糖监测系统，临床医师可远程实时监测患者的血糖变化情况，进而分析诊断并给予

有效的治疗。根据远程动态血糖监测结果，医患双方都能对糖尿病控制情况形成更加全面的认识，从而有助于临床医师及时调整治疗方案。

第三节 远程动态血压监测系统的临床应用

高血压是一种以动脉血压持续升高为主要表现的慢性病，长期未控制的血压升高可引起心、脑、视网膜、肾脏等靶器官的损害。高血压的患病率呈逐年上升趋势，研究结果显示，我国成人高血压患病率在 2002 年为 18.8%，较 1992 年上升了 4.2%。2006 年的调查数据显示，我国约有 2 亿高血压患者，成年人高血压的患病率为 20%。2010 年的调查数据显示，中国成人高血压患病率已达 33.5%，且随年龄升高而不断上升。据《中国心血管病报告 2014》报道，目前我国已约有 2.7亿高血压患者，而且处于不断上升趋势。与之相反的是，高血压患者的血压控制达标率普遍偏低，"合理降压、控制达标"是高血压管理的一项重要目标，同时最大限度地提高高血压患者的治疗依从性，在需要调整药物时减少惰性。长久以来，诊室偶测血压是临床诊断高血压和观察疗效的主要手段，但这种检测方式常受心理因素干扰，不能真实反映患者血压波动及生理活动下的血压。从 1966 年 Bevan首次利用便携式血压记录仪测定 24h 血压后，动态血压监测仪不断改进，24h 动态血压监测系统已被广泛应用于血压的防治，其能更加真实地反映高血压患者一天中各个时间点的血压波动情况，避免出现单次血压测量结果之间的客观差异和"白大褂高血压"，同时可记录血压升高时段等多项参数，更为全面地提供血压的波动、变异及昼夜节律。然而，动态血压监测为回顾性血压数据分析，且高血压患者及正常人的血压昼夜波动曲线都有凌晨血压急骤升高的特点，一旦患者血压急骤变化而未被发现，则易引发脑血管意外事件。因此，24h 动态血压监测虽然具有重要的临床意义，但在对病情的预警方面仍具有一定的局限性。

远程动态血压监测是一种血压监测管理服务的新模式，可由患者根据自身情况手动测量，也可以按照预先设定的程序分时段自动测量，测量的结果可通过无线网络实时传送至监护中心并保存。如果患者的血压超过预先设定的阈值，系统将会自动报警，便于医师随时、准确和全面地了解患者的血压状况，评价降压效果，并根据血压结果进行治疗方案的有效调整，使高血压患者获得个体化的专业指导和治疗。一项荟萃研究分析总结了 23 个应用远程血压监测系统的随机临床试验，结果发现接受远程血压监护患者的诊室血压低于仅接受常规护理的患者；远程动态血压监护可提高血压控制率及强化治疗的比例，治疗依从性达 90%。此外，高血压患者在进行远程动态血压监测时得到医师及时和规律的指导，提高了对自身血压的关注度并增加了主动参与控制血压的意识。远程动态血压监测系统帮助高血压患者与临床医师建立起实时连接并获得了更加积极的治疗指导，能有效降低患者的临床惰性，最终实现"合理降压，控制达标"的目标。

第四节　远程监测系统的前景展望

远程心电、血压、血糖实时监测技术克服了常规监测手段的不足，可及时发现心律失常、高（低）血压、高（低）血糖，为慢性病、老年人及亚健康人群等带来了福音。远程监测系统不仅在日常生理状态下的多参数监测及院前急救方面发挥着重要作用，而且还能从远程随访中获取相对客观、完整的患者信息，使临床医师更加直观、准确地评价疗效，进而选择更加合适的药物治疗方案，最大限度地减少患者不良事件的发生率。接受远程监测系统的患者可增强自身的安全感，加强医患之间的联系，更好地协助紧急状态下的诊断，让医师及时了解病情，提高生活质量及疾病的控制率。

然而，目前国内远程无线实时监测系统仍存在缺陷：①智能手机耗电量大，除非及时充电或更换电池，否则难以完成24h监测；②信号不稳定，导致数据接收不全或延迟；③患者或其他人误触碰手机很容易造成错误报警；④因心电监护仪为单导联或三导联，对心肌缺血或急性心肌梗死患者的诊断有一定的局限性；⑤诊断尚未实现智能化，数据的分析和处理需要依靠专业人员来完成；⑥数据传输过程中的抗干扰功能需要进一步改进。

随着现代医疗的重心逐步由以治疗为主转为以预防、病后恢复为主，远程监测和远程医疗将是今后科研机构和医疗界关注的热点。人性化、无线化、网络化是远程监测系统未来的发展趋势，便携式、模块化、易操作、性价比高的监护产品将成为市场主流。移动通信4G技术的发展能极大地增加系统容量，提高通信质量和数据传输速度，而不同网络间的无缝漫游技术能更好地将无线通信系统和互联网连接，从而为远程多参数监测系统提供更稳定与更强有力的技术支持。相信在不久的将来，远程无线实时多参数技术将会在心脑血管疾病等慢性病预防与治疗中发挥越来越重要的作用。

（吴岳平）

参　考　文　献

陈伟伟，高润霖，刘力生，等，2014. 中国心血管报告2013概要. 中国循环杂志，29（7）：487-491.

顾敏，顾翔，何胜虎，等，2013. 比较远程心电监测与心电图、动态心电图在心律失常及心肌缺血中的诊断价值. 江苏实用心电学杂志，22（2）：565-569.

彭朝胜，曹悦鞍，2011. 动态血糖监测的临床运用. 海军总医院学报，24（1）：36-38.

史长生，支朝朋，杜洪良，2014.4G 通信技术在远程医疗中的应用. 中国医疗设备，29（7）：77-78.

孙筱璐，关键，王莉，等，2010. 远程实时心电监测仪与常规心电图在心血管疾病中的监测和对比分析. 中华心律失常学杂志，14（4）：274-278.

王伟，李章勇，2005. 动态心电监护仪中心电信号采集与无线收发系统的设计. 生物医学工程研究，18（2）：95-97.

夏云龙，王尹曼，田晓晨，等，2011. 心房颤动射频消融术后远程心电监测随访的意义. 中华心律失常学杂志，15（4）：264-267.

徐莉，黄文，陈守强，等，2014. 远程监测并成功抢救窦性停搏长间歇 10.02s 1 例. 江苏实用心电学杂志，23（1）：72-74.

杨丽兰，张晓敏，王素琴，等，2012. 远程心电监护在心脏病患者急救工作中的应用. 中西医结合心脑血管病杂志，10（4）：488-489.

余玫，伊永亮，高海青，等，2007. 远程监护技术在急性心血管事件中的临床应用. 中国老年保健医学，5（1）：41-44.

张荣生，2014. 远程心电监测应用于心律失常诊治的可行性研究（硕士学位论文）. 扬州：扬州大学.

张玉，高海青，2016. 心脏远程监护技术监测无症状性心肌缺血患者的临床体会. 山东医药，56（5）：35-36.

第十一章 远程心脏监测会诊模式

　　远程会诊指医疗机构之间利用通信技术、计算机及网络技术，采用离线或在线交互方式，开展异地指导检查、协助诊断、指导治疗等医疗活动。2016 年 12 月 23 日，国家卫生计生委发布《远程医疗信息系统基本功能规范》等 7 项卫生行业标准的通告，其中包括推荐性卫生行业标准 WS/T 529—2016《远程医疗信息系统基本功能规范》。

　　远程心电诊断是由邀请方向受邀方提出申请并提供患者的临床和心电图资料，由受邀方出具诊断意见及报告，包括动态心电监护资料的远程诊断，其使远程心脏监测会诊模式有据可循。

一、初期远程心脏监测会诊模式

　　远程心脏监测会诊模式是随着技术的发展而不断演变的。最早的远程心电监测（20 世纪 60～80 年代）是通过电话实现的，又称电话心电图（TTECG）。

　　1. 国际模式　1988 年美国医师丹尼尔戴维创办心脏医疗公司，专门从事电话心电远程监测工作，为美国医院和康复中心的患者提供心脏监测，得到患者和医师双方的欢迎，并先后推广到日本、以色列、澳大利亚、德国、意大利、西班牙、印度、英国和加拿大等国家，使 TTECG 技术得到应用和普及，取得了良好的效果，同时开展了大量的心电远程监测工作和临床研究。此时，国外的远程心脏监测会诊模式基本是以主治医师为中心，服务于有限患者。

　　2. 国内模式　我国于 1979 年开始从远程心电监护、远程视频会诊、远程医学教育等方面开展各种远程医疗项目。TTECG 技术是远程心电监护的项目之一，其原理是将实时采集的心电信息转变为声音，通过电话传至医院接收机，再将声音协调为心电信号，用心电图机描记，医师通过电话给予患者诊断和治疗。早期的远程心电监护不具备实时性心电信息传输，在心电记录传输的过程中容易遭受外界干扰，采用的是有线传输方式，用户传输心电信息时必须借助物体固定，使用极不方便。心电资料的分析要在监测结束后才能进行，患者发病时无法及时得到医师的诊断和救治。20 世纪 80～90 年代，我国科学家发明了基于无线寻呼技术的"心脏 BP 机"，患者在感觉不适时手动触发 BP 机采集装置，然后将 BP 机扣在电话上传输心电信号，如基于电话传输的心脏远程监护产品。这个时期我国的远程心脏监测会诊模式基本是由开展了这项技术的医院的主治医师为自己主治的患者进行为数不多的服务。

3. 传输技术改进后的模式　1995 年以后，随着无线通信技术和网络技术的日益发展，心电远程传输技术取得了重大突破，"心脏手机"等随之问世。早期的"心脏手机"采用分体式技术，由心电采集处理单元和一部专用发射装置（手机或 PDA）组成，二者通过蓝牙连接。当患者感觉不适时，可手动触发记录装置，采集数十秒的心电图，通过蓝牙传送至手机或 PDA，再以短信或数字方式传至医院数据处理中心。这解决了移动状态下心电信号的采集和传输问题，大大减少了时间、地域的限制，可随时进行监测，提高了数据采集及传输的精准度。但缺少智能分析预警功能，无法自动识别和发送异常心电信号，患者必须手动采集和发送（本人操作），在突发严重心脏疾病及患者处于睡眠状态时，无法实现心电实时、连续、多导联监测，不具备智能分析预警功能，在临床心脏监护中的意义极为有限。

二、目前主要的远程心脏监测会诊模式

随着科学技术的发展，心电图信息的采集量越来越大，从单导联 10s 发展到 12 导联 24h 连续采集心电图信号，从电话传输到互联网有线传输，再到目前的无线传输、4G 宽带传输及储存到硬盘、云盘，这些巨大的变化使远程心脏监测会诊模式也发生了变化。

（1）公司提供远程心脏监测设备和会诊服务模式。2000 年以来，有创新能力的公司开始尝试为患者提供远程心脏监测设备并设立远程诊断中心，聘用技术员为患者提供心电图诊断服务。其突出优点是产、销、用一体化，服务效率高。不足之处是公信力不够，患者买单少，存在一定的医疗风险。

（2）医院提供远程心脏监测设备和会诊服务模式。2005 年以后，医院作为主体购置远程心脏监测设备并发放至所辖地区的周边社区进行帮扶工作，同时院内设立远程会诊中心以提供服务。这种模式的突出优点是上下联动、分级诊疗、服务质量好、公信力高、收费低、有后续的医疗服务。不足之处是资金需求量大、服务成本高、回收费用时间太长。

（3）合作开展远程心脏监测会诊服务模式。由公司提供远程心脏监测设备发放至社区，医院设立远程诊断中心为社区提供服务。这种模式结合上述两者的优点，极大地拓展了市场空间，由市场部进行推广，形成产学研一体化。不足之处是资金需求量大，利润低，社区、公司和医院三家分配收入使得大规模运营难以

为继，持续经营困难。

（4）政府采购远程心脏监测会诊服务模式。政府集中采购远程心脏监测设备发放到社区，公立医院设立远程诊断中心为社区提供服务，这是目前最好的一种模式。同时，经济发达地区诊断会诊服务也由政府购买。这种模式是推广最快、质控最好的模式，但需要一定的经济实力。以上海市为试点进行此模式的推广，效果很好。太原市政府只提供设备，购买了 60 岁以上老年人的年体检服务，但没有能力购买全部心电图诊断服务。

三、远程心脏监测会诊模式实践

1. 山西医科大学第二医院远程心电监测中心　山西医科大学第二医院心电图室组建于 1953 年，归属于心血管内科，其心电图专业历史悠久。经过半个世纪几代人的不懈努力，心电图室由小到大、由弱变强，不断发展，历经多年的变革与发展，于 2000 年探索创新，开展了远程心电监测工作。远程心电监测中心于2003 年正式成立，开拓了遍布全省的远程心电监测网络，现已成为规模大、种类全、设备新、技术强，服务于社区、农村、家庭和个人的一流远程心电会诊中心。其在山西省心电专业领域处于领先水平，在全国的心电学专业中具有较高的知名度，影响力辐射整个华北地区乃至全国。王红宇医师接任山西省医学会心电学专业委员会主任委员之后，致力于培养心电学专业研究生，组织了全省心电图学习班及疑难图讨论班，带领省市级医院开展科研合作，完成了多中心科研课题，获得了省市级科技进步奖。远程心电监测中心本着全心全意为患者服务的宗旨，严格执行各项制度，发现问题及时补充更新规章制度，目前新增加的规章制度有《远程心电监测仪操作规程》《远程心电监测中心值班护士职责》《事故、差错、缺点登记和报告制度》《远程心电监测系统操作流程》等。远程心电监测中心取得快速发展，并受到社会好评。2004 年，远程心电监测中心与各地市、县级医院及社区医院联网 30 家，服务了 30 余万患者，传输了 60 余万条心电图。同时，进行了远程心电监测不同模式的临床应用、两地心律失常年节律、效益与性价比等研究。新近开展了远程多参数监测慢性病管理与远程心血管患者康复项目。

会诊服务模式以医院为主体购置远程心脏监测设备并发放至所辖地区周边社区进行帮扶工作，在院内设立远程会诊中心，为周边提供服务。其他县级医疗单位及诊所自己购买远程心电终端设备，与医院签署合作协议，开展会诊服务。

以往，社区极少有心电图仪器，个别社区有单导联心电图仪，或者购买二手心电图仪。2000 年之后，山西省政府开始重视基层卫生工作，积极投入资金改善硬件设施，集中采购心电图仪并进行配置，但是心电图诊断的准确性不足。2008

年之后，太原市政府采购网络传输心电图仪。大部分社区配置了 12 导联常规心电图仪，特别是带有网络传输功能的心电图仪。目前，社区远程心脏监测设备以 12 导联常规心电图仪为主。

以往传输心电图是利用有线电话音频信号进行的，传输速度慢，但保真性尚可。山西医科大学第二医院远程心电监测中心在 2000 年起步时也是应用有线电话连接社区的，2005 年更新换代，开始应用我国互联网技术成熟及强大的公共网络，降低了成本。采用公共互联网进行心电图数据的传输，其传输速度快，保真性好，性能稳定。2008 年，少数患者应用无线网络传输信息，但常有信号不稳定、传输易中断现象。4G、5G 技术推广后，预计无线传输的业务会大大超过有线互联网。

慢性病患者心电图会诊服务流程如下：社区安排护士或技师采集患者心电图数据并负责上传，同时负责接收会诊中心心电图诊断报告并交给患者和主治医师。社区的心电图操作者都身兼数职，兼顾其他医疗服务，其原因是就诊患者不多，需要进行心电图检查的患者有限。有时社区担负着老年人免费体检或公益服务工作，也有临时性满负荷工作的状况。另外，需要在检查前为患者耐心地解释，检查后对心电图初判并对患者心电图结果给予正确的解读。提供远程心脏监测系统的公司安排工程师负责操作培训，保证仪器运转正常。远程心电系统是专业设备，每个使用环节的医务人员都有免费培训，软件不定期的更新，使用过程中也时常需要维护、调整。良好的售后服务可以保证系统正常运行，工程师是必不可少的技术人员。常规医院由后勤或信息部门的技术人员负责院内设备及网络的维护，保证设备安全、通畅工作。一般故障都可在院内解决，若特殊软件或专有技术的设备出现问题，可联系公司工程师来处理。远程心电诊断中心接受申请心电信息，以有线互联网收发信息为主，无线传输心脏监测信息为辅；安排医师、技师或护士 24h 值班接收心脏监测信息，进行实时诊断，提供在线咨询服务；中心还兼有"120"急救服务或急诊住院安置急危重症患者的功能，如急性心绞痛、急性心肌梗死等。远程心电诊断中心对各种疑难心电图的诊断准确有质量保证，减少了医师社区会诊奔波的时间和精力，发挥了技术专长，提高了效率。中心经常对社区居民进行宣传、教育，向专业人员提供心电图培训、进修、讲课及疑难图会诊、讨论等。还有部分学术中心会进行心电图相关研究、各种大数据统计和创新开发、专利申请及各种学术交流。

2. 中南大学湘雅医学院湘潭临床学院　中南大学湘雅医学院湘潭临床学院是三级甲等综合性医院，于 2011 年在湖南省率先建立心电诊断中心，其是华中地区的远程心脏监测中心，以区域心电信息管理系统平台为中心，由中南大学湘雅医学院湘潭临床学院"远程心脏中心"辐射一个区域的心电信息管理平台。该平台由若干个医院的心电信息管理系统、数百个社区医院或诊所的心电工作站和数千个心电监护记录仪组成，每级心电信息管理系统涵盖心电监护记录仪、3G/4G 通信网、云服务器和心电工作站，由此形成一个完整的远程心脏监护平台。

全方位的网络系统集合了常规心电图、动态心电数据采集、实时心电信息传输、远程管理中心分析和诊断、云服务器集群储存和心电工作站调用共享数据等综合性心电信息，使整个流程数字化、信息化；保障基层医院与中级、高级医院之间的远程心电诊断顺利进行；确保院前"120"急救心电图检查的数字化采集、记录、实时传输到所属的医院网络中心进行诊断，缩短了患者的救治时间；将救护车与接诊医院急诊科联通，使"120"紧急救护中心、各医院、各乡镇社区卫生服务中心等医疗机构能够进行急救信息的互联互通，建立区域胸痛、脑卒中急救联盟体系，使联网急诊、会诊工作前置化，赢得抢救时间，提高治愈率、降低致残率和死亡率。

目前，中南大学湘雅医学院湘潭临床学院拥有远程常规心电图、远程 24h 动态心电图、远程血压监测系统。①远程心电图检查已覆盖医院本部及分院 86 个病房，院外 559 个医疗点（各级医院、乡镇卫生院、社区卫生服务中心、个体门诊）。院前的 10 台救护车已连接 2000 个社区服务中心（长沙、湘潭、益阳）。设施设备将分布在医院的各病区与远程心电平台互联，实现分散采集、集中判图、分开打印报告，建立区域远程心电判读中心，减少重复工作，节省人力、物力，规范统一心电判读标准。②拥有 78 台远程 24h 动态心电图（心电实时监护、危急值实时报警），分布在 23 个病区。③远程动态心电监护 100 台，用于出院后、手术前后、起搏器术后心电监测，实现了医院院内及院外各级医疗机构之间远程心电信息的互联互通。通过资源互补，构建院前紧急救护、院中诊疗监护、离院患者智能康复指导等智能化服务体系，实现医疗服务快捷化、方便化。④远程血压监测仪 20 台，主要用于心内科，对用药、调药和术后制订特殊监护，对判断高血压病变程度和评估预后有较大帮助，指导临床医师更全面地掌握病情，进行合理的治疗。

大数据传输到"心电诊断中心"后能迅速、直观、理性地对复杂问题进行分析、预测、评估、决策和管理。业务学习是该"中心"的常态，各远程终端的医师、护士均经过心电医师的培训，理论考试、操作考核合格后，由医院医务科颁发操作合格证后方能上岗，确保采集心电信号的质量。

四、国家出台政策支持远程心脏监测会诊模式并规范其行为

《卫生部办公厅关于印发 2010 年远程会诊系统建设项目管理方案的通知》（卫办综函〔2010〕1046 号）中提出，2011 年完成边远地区 500 所县级医院与城市三级医院的远程会诊系统建设。2014 年 3 月 11 日，国家发展改革委和国家卫生计

生委决定组织开展省院合作远程医疗政策试点工作,宁夏、贵州、西藏等地分别与中国人民解放军总医院,内蒙古、广西等地分别与北京协和医院,新疆、青海等地分别与北京大学人民医院,云南、甘肃等地分别与中日友好医院合作开展政策试点工作;重点开展以视频会诊、病理诊断、影像诊断、远程监护、手术指导、远程门诊和远程查房等为主要内容的远程医疗服务和双向转诊服务;提供临床教学和继续教育培训服务,帮助试点地区提高医疗卫生队伍的救治能力和服务水平;指导试点地区开展健康教育,提高公众的健康意识和自我健康管理能力。

《国家卫生计生委关于推进医疗机构远程医疗服务的意见》(国卫医发〔2014〕51号)明确了远程医疗服务的内容:远程医疗服务是一方医疗机构(以下简称"邀请方")邀请其他医疗机构(以下简称"受邀方")运用通信、计算机及网络技术(以下简称"信息化技术")为本医疗机构诊疗患者提供技术支持的医疗活动。医疗机构运用信息化技术向其外的患者直接提供的诊疗服务属于远程医疗服务。远程医疗服务项目包括远程病理诊断、远程医学影像(含影像、超声、核医学、心电图、肌电图、脑电图等)诊断、远程监护、远程会诊、远程门诊、远程病例讨论及省级以上卫生计生行政部门规定的其他项目。明确了要签订合作协议:医疗机构之间开展远程医疗服务的要签订远程医疗合作协议,约定合作目的、合作条件、合作内容、远程医疗流程、双方权利和义务、医疗损害风险和责任分担等事宜。

国务院办公厅印发的《关于支持社会力量提供多层次多样化医疗服务的意见》(国办发〔2017〕44号)对于促进远程心脏监测会诊模式发展,满足群众多样化、差异化、个性化健康需求有积极意义。到2020年,国家将制定居民健康消费的政策制度,发展个性化医疗,创新智能医疗的业态和模式,真正实现预防、治疗、康复和健康服务的一体化。"十三五"前期的医疗信息化建设已有几个重点领域的设计规划,其中一个是居民电子健康档案的标准化、规范化,以及在不同地区、不同层级医疗机构之间的调阅、使用、完善。"让电子监控档案成为真正保证全民健康的基础",重点是远程医疗,我国远程医疗尚未实现完全覆盖,"十三五"的目标是建立全国远程医疗体系,依托三级医院,然后延伸、放大优质医疗资源。远程心脏监测会诊模式将促进这一远大目标的实现。

(刘 力 曹春歌 曾建平)

参 考 文 献

刘力,刘朝晖,赵文姣,等,2015. 未来全球无限量心电图蜂窝大数据网络系统设计与应用. 实用心电学杂志,24(1):40-43.

孟小峰,慈祥,2013. 大数据管理:概念、技术与挑战. 计算机研究与发展,50(1):146-169.

吴岳平，林苏华，李煜，等，2016. 区域性远程心电学专业质控体系建设探索. 实用心电学杂志，25（2）84-89.

徐丽英，邢福泰，王红宇，2010. 心脏远程监护系统对心血管疾病的临床应用价值. 中西医结合心脑血管病杂志，8（8）：1002-1003.

徐子伟，张陈斌，陈宗海，2014. 大数据技术概述. 系统仿真技术及其应用学术论文集，2（15）：403-409.

张兆国，2016. 远程心电监测：概念与应用概述. 临床心电学杂志，25（5）323-325.

Fayn J，Rubel P，Pahlm O，et al，2007. Improvement of the detection of myocardial ischemia thanks to information technologies. Int J aediol，120（2）：172-180.

Sasson C，Rogers MA，Dahl J，et al，2010. Predictors of survival from out-of-hospital cardiac arrest：a systematic review and meta-analysis. Circ Cardiovasa Qual Outcomes，3（1）：63-81.

Scalvini S，Zanelli E，Mareinelli C，et al，2005. Cardiac event recording Yielde more diagnoses than 24-hour Holter monitoring in patients with palpitations. J Telemed Telecare，11（Suppl）：14-16.

第十二章　远程心电网络在教学中的应用

随着心电网络在全国各级医院的建设与完善，省、县、乡、村，甚至更高级别的医疗单位之间逐步实现了互联互通，极大地促进了医疗事业的同质化服务，方便了患者的会诊，同时，心电网络的海量信息存储功能也为临床资料的积累打开了方便之门，为疾病大样本的流行病学研究尤其是队列研究提供了极大的便利。心电网络尤其是远程心电监测网络在心电学教学方面的优势也不断凸显。

一、远程心电网络大数据存储功能积累了丰富的教学资源

心电生理理论性强、概念相对抽象，医学生接受比较困难。只有结合大量的心电图例，学生才能在实践中逐步理解、掌握和深化心电理论知识。在传统的心电工作中，心电图主要通过热敏纸打印，心电图纸多交由患者自己保存，导致很多珍贵的心电教学资源流失。即使一些带教老师留心资料的保存，在平时工作中记录了一些典型或特殊的心电图，但热敏纸保存期限较短，一段时间后心电图形即变得模糊不清甚至完全消失。心电资料的存储、检索、调阅存在诸多问题，造成临床带教讲解费时、费力。引入远程心电网络工作站后，可以将日常工作中数以万计的心电图原始数据存储到专属的大容量服务器中，以供随时调阅和查询，原图可被保存下来，其图像分辨率高，带教讲解时清晰直观，图形局部可放大或缩小。数字化的存储方式使得心电图形可按照教学目的任意编辑，如复制左右手反接的心电图形、胸前任意导联错位的心电图形等。另有方便的分类查询功能，学生可按诊断名词分类查询，通过大量分门别类的心电图形阅读训练强化医学生对不同心电现象的理解和记忆。可存储的海量心电图作为最根本和最实际的教学资源，为心电图的临床实践教学提供了有力的保障。

二、方便特殊病例的存储与导出作为教学素材

心电学和影像、检验并称为临床医学的三大基础检查项目。心电学理论进展较快，与临床结合紧密，因此，除医学生教育之外，临床医师和各级心电学工作者均需接受心电学知识培训。在进行心电学教学的工作中，多媒体课件的制作是目前教

学的主要方法，课件中插入精美的心电图片对保证教学效果至关重要。在引入心电网络之前，心电图只能再现在心电图纸上，一幅珍贵的心电图片要成为教学资源，只能通过照片、扫描后存储等方式转化成电子图片，在转换的过程中往往由于格式的互换、图片分辨率的不同而导致图片失真。心电图片数字化的存储方式不仅为图片的导出、存储提供了极大的方便，也可根据教学目的任意编辑，导联可以任何方式排列组合，使一些复杂的心电理论在图片的有力支持下简单化。

例如，之前给医学生讲解心电图的标准化测量手段时，要强调心电图的正确测量方法：四波四段均需 12 导联同步测量，如测量 P 波的宽度要从 12 导联中选取其起始最早的导联作为 P 波的起点，而结束最晚的导联作为 P 波的终点，此两点间的距离为 P 波的时限。尽管老师在课堂上反复描述，但课下实际操作时学生仍感到无从着手。心电网络的数字化图形存储功能可以方便地将 12 导联心电图同步排列，并可以将一个心动周期的心电波形同步放大，让学生直观地看到心电图的各波段在 12 个导联中起点和终点的差异，从而易于理解 12 导联同步测量的目的和意义。

同时，网络心电图还可以通过与检验系统（LIS 系统）、影像系统（PACS 系统）和电子病历系统等无缝对接，方便地查阅患者的相关临床资料，在明确心电图诊断的同时可以作为教学资源，深化医学生对心电诊断的理解和认识。典型的病例可作为再教育资源，提升心电队伍的诊断水平。

如图 12-1 所示，此患者的心电图下壁和 $V_{1\sim3}$ 导联出现病理性 Q 波，且下壁导联 ST 段弓背样抬高伴 T 波倒置，同时 I、aVL 导联 ST 段压低，出现对应性改变，至少急性下壁心肌梗死的诊断是成立的。但如果此患者是一个 10 岁的男孩，还考虑心肌梗死的诊断吗？10 岁儿童的冠状动脉较稚嫩，怎么会罹患冠状动脉粥

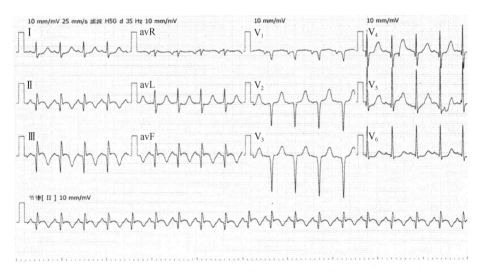

图 12-1　某 10 岁患儿入院时的心电图

样硬化性疾病？此时这份心电图的诊断是什么？急性坏死性心肌炎的诊断可能是大家优先考虑的。以下是此患者的病历摘要。

> 主诉：活动后胸痛、胸闷伴大汗。
>
> 现病史：22天前患儿活动后出现胸痛、胸闷，以心前区为主，伴大汗、头晕，不伴恶心、呕吐。遂就诊于当地医院，诊断"冠心病，急性心肌梗死"，建议至上级医院就诊，遂至焦作市第二人民医院，行心电图检查提示心肌梗死，建议至上级医院就诊，21天前至郑州市儿童医院，行心电图示急性下壁、后壁心肌梗死；心脏彩超提示左室壁异常声像，双侧冠状动脉扩张，右冠状动脉内略高回声团，左室收缩功能减低，三尖瓣和二尖瓣反流。诊断为"急性心肌梗死，巨大冠状动脉瘤"，给予药物（具体不详）治疗，建议行冠脉造影术，遂转至郑州市第七人民医院，行冠状动脉造影提示左优势型；左冠状动脉主干可见巨大瘤样扩张，血流正常，左冠前降支内膜不光滑，近段100%闭塞，可见自身桥血管形成，右冠开口巨大瘤样扩张，近段100%闭塞，诊断为"川崎病，急性下壁、后壁心肌梗死"，给予输液治疗（具体不详）好转后出院。今为进一步手术治疗来我科就诊，门诊以"川崎病"为初步诊断收入我科，患者自发病以来，神志清，精神可，食欲正常，睡眠正常，大小便正常，体重无减轻。

冠状动脉造影结果证实，此患者确实是冠心病、急性心肌梗死。但是冠心病的原因不是冠状动脉粥样硬化，而是川崎病——皮肤黏膜淋巴结综合征，是以全身血管的炎性病变为主要病理的急性发热性出疹性小儿疾病。

这一完整网络病例的展示充分说明，不结合临床的心电图诊断完全没有意义，这对于医学生和广大心电学工作者无疑都是一次很好的教育和警醒。此完整病例的获得得益于网络心电巨大的兼容能力，以及方便的存储、查阅和导出功能。

三、方便带教和临床实习

心电图课程是医学生公认的所有辅助检查中最抽象的理论课，如果不结合心电图实例分析，很难达到教学目的。在以往的心电图教学中，老师拿着一份心电图讲解，学生在老师周围，心电图是按毫秒计时间、按毫米计振幅的精细波形，当老师对图形进行测量、分析和阅读时，由于视野的限制，仅有限的几个学生能够看清楚。为了让更多的学生能够掌握所学知识，一个问题往往需要带教老师反复演示和讲解，但仍会有部分学生因为看不到或听不清而影响教学效果。

网络心电的临床应用给教学工作带来极大的便利。网络心电图可直接投影到幻灯的幕布上，学生可以坐在自己的座位上听老师详细地讲解及演示。之前实验教学中需要多位老师配合才能完成的教学任务，现在由一位老师即可完成。图形打在屏幕上学生都能清晰地看到，讲解完成后，学生还可针对心电图例进行充分的讨论和交流，增进了医学生对心电学知识的理解和掌握。

同时，心电图远程会诊系统还可直接接进教室，直播患者的检查和问诊过程，让学生在教室内即可方便地融入临床实践活动。学生可方便地参与询问病史，观察患者的临床表现，并可与诊室的心电图医师进行面对面的交流与提问，结合患者的心电图表现，让学生进一步理解和掌握心电图在诊断和治疗中的作用。使心电图教学不再枯燥无味，极大地激发了学生学习心电图的兴趣。

网络心电图数字信号可同步显示的功能也极大地方便了实习、进修和住院医师规范化培训工作。带教老师可将心电图投影在大屏幕上，一边进行临床心电图诊断工作，一边给他们讲解。学生在阅图中遇到的问题也可实时投影在屏幕上，和带教老师一起讨论和交流。在网络心电运用于临床之前，下级医师、进修实习或规培医师遇到问题时往往会拿着心电图询问不同的心电图工作者，不同的老师会根据自己所掌握的心电学知识给出自己认为合理的心电图诊断，因个人认知的局限性，往往给出的诊断结果很不一致，使学生们无所适从。网络心电图可以同时把一份心电图传到不同老师的电脑桌面上，方便大家讨论，大家可以各抒己见，充分争论和辨析，最终正确的结论往往会自然浮出水面。下级医师将会在参与和聆听中逐步成长，使自身的心电学知识不断积累和更新。

另外，网络心电图设有方便的查询功能，学生可以根据不同的检索条件查找并锁定目标心电图数据，检索条件可以是患者的姓名、性别、年龄、检查时间、住院号、ID号，还可以是患者的申请科室、临床诊断、心电学诊断等，同时，还可串联或并联查询条件进行检索，其中最常用的查询条目为"心电学诊断"，可以在该查询条目下任意输入心电学诊断结果，调取同一心电学诊断结果下不同患者的心电图例，进行分类阅读、对比和记忆。对实习过程中自己较为困惑的心电图图形反复巩固，不断加深理解和认识。另外，系统还提供临床Web浏览查询功能，这样学生即便出科，仍可以通过各临床科室Web浏览器查阅心电图例进行学习，在时间和空间上拓宽了心电图学习的延展性。

网络心电图还提供方便的同屏比对功能。通过同屏心电图图形之间的对比，可以直观地发现患者发病前后或治疗前后心电图各波段、间期发生的变化；便于找到有利、可靠的诊断和鉴别诊断信息，有助于提高实习生和心电图医师心电图诊断和鉴别诊断的能力。例如，急性冠脉综合征，急性心肌缺血、损伤或梗死发作时，ST-T动态演变过程及病理性Q波出现与否可用系列心电图对比分析，给学生一个很好的视觉冲击，通过典型病例展示，使学生深刻记忆。

一位消化科患者，突发剑突下不适，于8：38紧急床边描记了一份心电图，见图12-2。图示高度房室传导阻滞，心室停搏4.4 s后始有一次室性逸搏，心脏下壁导联损伤型 ST 段抬高伴 T 波高耸，对应的高侧壁和胸前 $V_1 \sim V_4$ 导联 ST 段压低伴 T 波倒置。

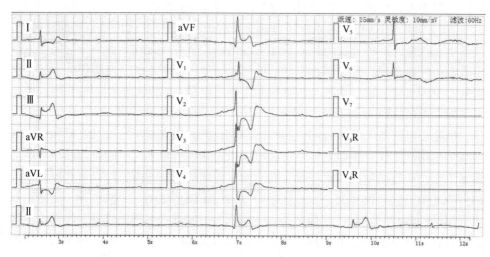

图 12-2　患者突发剑突下不适，紧急床边描记的心电图

8:39，消化科病房又传来一份此患者的心电图，见图 12-3。虽然时隔仅 1 min，但心电图已有明显改善，房室传导阻滞已由高度变成 2:1 和二度 I 型，下壁 ST 段明显回落，II 导联基本回降到等电位线，T 波振幅接近正常，对应导联的 ST 段基本回到等电位线，T 波倒置的幅度变浅。

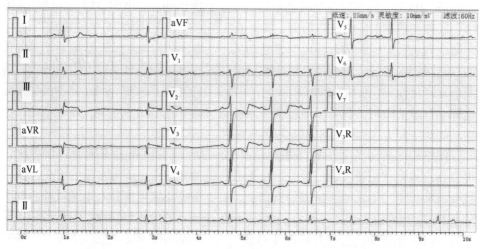

图 12-3　时隔 1min，另一张心电图（与图 12-2 为同一患者）

8:59，重新给该患者描记心电图，此时心电图已完全正常。

　　通过 10min 之内 3 份连续心电图对比分析，学生很容易掌握急性冠脉综合征 ST-T 的自然演变过程。

　　Brugada 综合征是近年来国内外研究的热点课题，也是东南亚男性夜间猝死的主要原因之一。Brugada 波具有多变性，在进行危险分层时，往往需要参阅其变化规律。网络心电图提供的同屏和前后心电图对比功能使学生能够对比识别 Brugada 波的变化，进一步理解和掌握 Brugada 综合征的心电图诊断，见图 12-4。

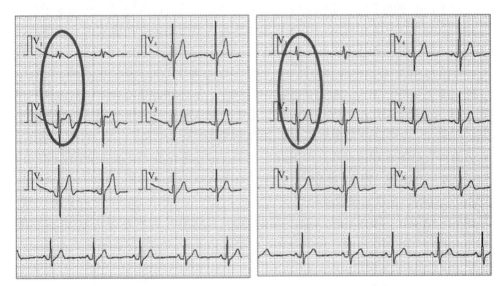

图 12-4　不同时间的心电图同屏对比，显示出 Brugada 波的可变性

四、理论联系实际，使心电教学不再空洞乏味

　　网络心电图的心电图形均转换为可以编辑的数字信号，使一些传统教学模式难以解决的教学问题变得简单。例如，在心电图操作和诊断中经常遇到的左右手反接问题，传统教学中要向学生反复解释，通过抽象的心电图六轴系统的理论学习，结合挂图进行讲解。由于左右手反接，6 个肢体导联的 P-QRS-T 波形均会受到影响，即便讲解得清楚、详尽，学生们往往还是似懂非懂。网络心电图的数字化提供了很好的教学条件，当进行本部分教学时，可任意挑选一份心电图，点击左右手互换，将两份心电图放在一个屏幕上对比分析，左右手互换后肢体导联的心电图特点即可一目了然。不但省时省力，学生们还能很好地掌握。

　　药物和电解质对心电图均会产生影响，出现不同的心电图改变。然而，由于药物和电解质导致心电图改变的非特异性，这部分教学往往难以使学生留下深刻的印象。由于网络心电图可以和电子病历、LIS 和 PACS 无缝对接，可以在心电图发生相应改变时及时调取当时的用药或电解质结果，在视觉冲击下，学生往往会对这样的心电图改变产生深刻的印象，甚至终生难忘。

五、充分发挥医学生阅读心电图的主观能动性

对于心电图的学习，不仅要学习心电学理论，还要反复练习识图。读图有一定量的积累之后，方可读懂心电图。在传统的心电图临床教学模式中，老师是教学的主导者，学生常处于被动、从属地位。经常是老师"写图、讲图"，学生"看图、听图"，学生未真正地参与其中，因此其学习兴趣不足、积极性不高，导致学生的临床见习流于形式，难以达到在一定程度上掌握和运用心电图进行诊断的目的。而心电网络工作站可以设置分级诊断平台，医学生、各级医师均被赋予了不同的权限，学生可以亲自参与到心电图诊断的实际工作中来，一线"看图、写图"，充分发挥自己的主观能动性，复习并运用自己的心电学知识，独立做出心电图诊断。带教老师二线"审图、评图"，使学生在实际的心电图诊断工作中自行查找自身不足。同时，老师也能通过审核及时发现学生在心电图诊断过程中存在的问题，有的放矢地带教。通过这种方式，可以快速、有效地提高学生实际看图及诊断的能力，并激发其学习兴趣，契合当下"以学生为中心"的教育教学模式。

六、通过远程会诊系统培养基层医师的心电图阅图能力，
提高心电图诊断水平

远程心电网络可以使各级医院方便地实现互联互通，使一份心电图同时呈现在不同的平台上。例如，郑州大学第一附属医院的心电网络借助河南省远程医学中心的网络平台，直通河南省 18 个市级中心、168 个县级分中心及县辖的各级乡和村，远在新疆哈密的心电系统也与其实现了互联互通。平台同时公布了值班专家电话，可随时进行问诊和会诊。如网络医院在心电图诊断中遇到困难，可直接将图发送到网络中心诊断，并通过阅读心电图诊断或电话交流，达成一致的心电图诊断意见，在讨论和交流中不断增长心电图知识，提高诊断水平。同时，远程会诊和视频会议功能更是心电网络工作站网络信息属性的最佳体现，其以各自网络平台为中心，登录平台即可通过网络对远程中心的心电图进行面对面会诊。在此心电网络平台上，每周都有不同的网络医院预约会诊，积累了一定的复杂或疑难病例，在约定的时间内有指定的心电学专家为他们答疑解惑，针对不同的图例讲解相关的心电学知识，提升基层医师的心电学诊断水平。

各平台中心之间也可以网络视频会议的方式开展多中心、多院所之间的心电图病例讨论及学术交流。以郑州大学第一附属医院心电网络诊断中心为例，每 2 周就举办一次"心电图面对面"。各网络医院均可参与，可以是不同网络医院提供的典型图例，也可是此中心的复杂疑难心电图，大家分坐在自己医院的网络中心参与会诊和讨论。中心还可根据需要将不同的网络中心轮流切换到屏幕上进行面对面交流，该功能的应用极大地丰富了心电图病例资源、拓宽了医学生及基层心电图诊断医师的学术视野，突破了院系、分中心之间的学术壁垒，更提高了他们对复杂、疑难心电图的诊断和鉴别诊断能力。

当然，如本中心对工作中发现的复杂、疑难心电图不能做出合理的诊断，也可方便地传输到上级医院，请上级心电学专家会诊，给出正确的诊断。通过远程心电网络，经各级医师的层层会诊，使整个心电队伍的知识水平和诊断能力均得到很大的提升。远程心电网络的建设与应用使人们深深地体会到其就是一个功能强大的教育系统，使医学生及心电工作者在此平台上接受了很好的心电学专业知识教育。

七、远程教学：普及和传播心电知识的理想平台

远程心电网络的视频会议功能可以各自的网络平台为中心，登录平台即可进行网络心电教学。郑州大学第一附属医院心电图网络诊断中心借助河南省远程医疗中心的平台已常态化开设网络课程。自 2015 年以来，该中心以郭继鸿教授的《心电图学》为蓝本，由郑州大学第一附属医院物理诊断科和远程心电学组委员组成师资队伍，每周四 16：00～17：00 进行课程讲解，用 1.5 年的时间从心脏的解剖生理开始，从常规心电图、动态心电图、运动心电图、食管心电图、起搏心电图等内容，对基层医院做了一次全面系统的专业培训。目前，讲座开展之后的反响很大，以至于不少网络医院已经把业务学习时间定在每周四下午。

随着医疗信息化的迅猛发展，远程心电监测网络面临着更大的机遇和挑战，相信网络心电将在医学教育中发挥越来越重要的作用。例如，随着网络心电内涵的不断拓展，动态心电网络将逐步建立和完善，许多基层医院的心电图工作者从未接触过动态心电图的时代终将过去，基层医师足不出户即可接受良好的与动态心电图有关的操作、分析和诊断等方面的系统培训，解决基层医院的刚需。

未来还将建立心电检查、临床诊断、治疗和康复一体化的网络平台，使医技和临床互相渗透、共同提高，从而更好地为患者服务。目前，郑州大学第一附属医院物理诊断科和心血管病医院已经一道建成了以患者为主线，从患者院前检

查开始，贯穿患者入院诊断、治疗及康复的远程医学教育网络平台。在这个平台上，临床医师和医学生可以直观地看到患者院前检查的全程录像，包括心电生理系列检查，了解检查的目的、方法和意义，为心电检查更好地辅助临床诊断奠定基础。同时，心电学医师可以直观地看到患者诊疗的全过程，如体格检查、冠状动脉造影或射频消融术，了解并掌握相关知识，深化心电学诊断，使心电学诊断更好地服务于临床。远程医学教育网络还自然地将心电人和临床心血管病工作者联系起来。同时，网络医院的医务工作者也可通过此网络平台观看患者诊疗的全过程，从中受到系统的良好医学教育，提高基层医院的诊疗水平。

总之，随着心电网络尤其是远程心电网络的飞速发展，其在医学教育中发挥的作用将不可估量，由此必将带来一场医学教育的革命，终将进一步整合和优化教育资源，改革现有的教育模式，推进医学教育的飞速发展。

（刘桂芝）

参 考 文 献

李冰玉，2016. 云南省全科医生培训远程教育现状及对策研究. 昆明医科大学.

盛静宇，石红建，王丽，等，2018. 基于心电网络信息平台的移动心电监护应用效果分析. 中国卫生信息管理杂志，15（6）：76-79.

魏琳，果磊，李涛，等，2017. 重庆市基层卫生人员远程培训现状. 解放军医院管理杂志，24（11）：1081-1084.

肖志容，蔡花，徐霞，等，2018. 遥测心电监护仪在心内科疾病诊治中的应用价值. 中国医疗设备，33（S2）：73-74.

第十三章　远程心电监测存在的问题及解决设想

远程心电监测是利用现代通信技术将心电图、动态心电图、监测心电图进行远距离传输，从而实现患者的心电实时监测、异地会诊和心电危急值及时报警。其使用扩大了心电图的使用人群和临床应用范围。远程心电监测具有可以同时监测大规模人群、超远距离、长期动态监测的特点，正在向测量血压一样进入家庭监测，可望进一步发展为个人的可穿戴实时监测。远程心电监测的优势非常显著，具有实时监测、在线咨询、危机报警、个性化定制、多参数拓展空间、多功能附加服务。由于患者受益特别明显，远程心电监测得到全社会认可，相关技术正在蓬勃发展。

但是，近30年的发展过程中，远程心电监测一直没有达到大家的预期目标，即人人享有心电监测，显著减少心脏性猝死。

一、远程心电监测存在的问题

（一）医患分离

目前的实施流程基本是建立一个远程心电监测中心，医师负责心电图的诊断；远程各个终端操作心电图机，负责采集患者心电图的是本地医师、实习医师、护士或轮转学生；负责诊断的远程中心的医师不了解患者情况，也见不到患者本人，若想进一步了解患者病史、症状较困难。即使有些情况下上传心电图需要输入患者资料，但基本只能了解患者的性别和年龄，最多可以看到做心电图之前的症状或临床诊断，但也常出现申请单资料填写不全、缺乏需要对比的其他影像资料、操作者安放电极不规范造成心电图形态变化大等情况。

例1：患者，女性，68岁，住院期间远程传输心电图如图13-1所示（2017年3月23日）。调阅并对比之前（2017年3月18日）远程心电图，如图13-2所示。发现有明显差异，打电话询问护士，护士不了解情况，又找到主治医师才明白刚刚安装了起搏器。这就是医患分离造成的困惑。

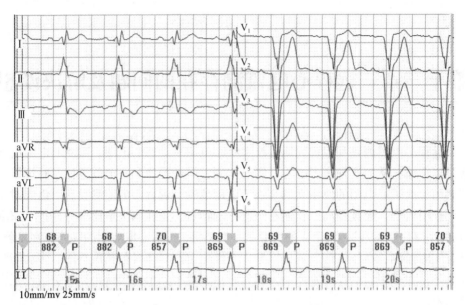

图 13-1　患者 2017 年 3 月 23 日的远程传输心电图

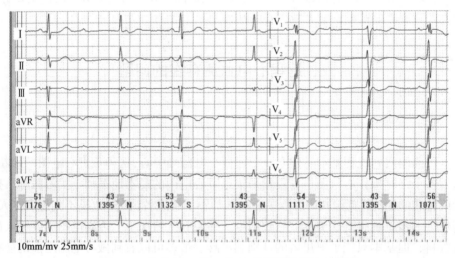

图 13-2　患者 2017 年 3 月 18 日的远程传输心电图

　　例 2：患者，男性，73 岁。入住耳鼻喉科，18∶3∶21 的动态心电图如图 13-3
所示，肌电干扰比较明显。窦性停搏？有显著的肌电干扰（最长 R-R 间期 6144ms，
大于 2s 共发生 7 次，发生于 18∶00～19∶00。打电话追问主管医师，发现患者
当天耳部肿瘤切除，主诉此时头晕、剧烈呕吐。明确诊断：窦性心律，窦性心动
过缓，窦性停搏，完全性右束支传导阻滞，ST-T 呈继发性改变。为迷走神经张力
剧烈升高所致。这也是医患分离造成的困惑。18∶59∶14 的心电图如图 13-4 所示。

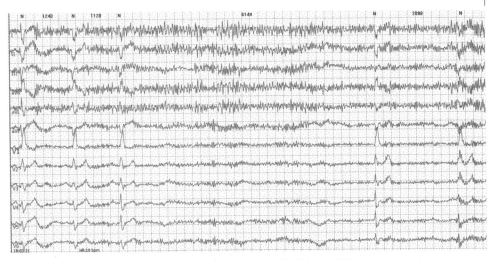

图 13-3　患者 18：3：21 的动态心电图

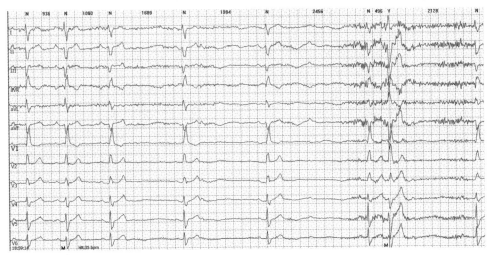

图 13-4　患者 18：59：14 的动态心电图

2000 年前后是远程心电监测概念宣教的主要时期，大家开始接受远程心电监测的概念，条件好的医院开始尝试临床应用。虽然技术上实现了远程传输，但产品比较单一。经过 5 年的宣教、演示，心电图工作者和心内科部分医师开始试运行远程心电监测技术。

开始院外监测时发现远程心电监测对于器质性心脏病患者特别是发生恶性心律失常的患者报警容易，但后续救治是一个问题，"120"急救公共体系的形成基本解决了这个问题。但是，当发现有些患者有心电图重大阳性改变，属于严重心脏事件的高危患者时，如何报警？谁负责下一步诊疗，谁对之后可能出现的严重情况负责？这些问题没有法律或专业共识的依据，处理起来很困难。

（二）风险预警

心脏是一个发动机，不停地发放心电信息，心电图形也在不断消失。捕捉与症状相关的异常心电图是远程心电监测的目的。发生心脏意外事件的过程都伴随着心电图异常，特别是恶性室性心律失常或全心停搏。发生心脏性猝死这种严重事件之前，多数人已经有轻中度心电图异常。关于识别并报警度的把握也是远程心电监测的问题。类似于地震预报，心电图预警指标多，但是准确率不高。已经达成共识的是急性心肌梗死，持续性室速、室颤，对于可以演化为持续性室速的短阵室速及心脏停搏 3s 还是 5s 需要报警等问题，应如何设置预警？临床医师可以就地抢救，但是心电图医师需要留出通知患者主治医师和转运患者的时间，以及后续急救服务的支撑，因此希望早报警，防范可能出现的风险。

（三）长久良性运营

长久良性运营需要保障多方面的利益。远程心电监测技术最大的受益者是心脏病患者，远程心电监测中心的运营需要依靠医疗机构才能保证正常运行，提供设备的公司厂家大部分盈利有限或长久经营有困难。长久良性运营的问题主要涉及服务内容、消耗成本与收费价格不协调。远程心电监测新技术研发成本和心电图诊断人力成本高，但监测数量少，导致没有盈利，运营难以为继。

笔者曾见证了几家公司因为后续资金不足而先后倒闭，或者因为资本进入后追求利润而放弃了远程心电监测项目。

二、解决问题的设想及社会各方做出的努力

为了解决最严重的风险防范问题，全国上下、多方面都在进行规范和改进。

（1）中国政府出台了多项政策，鼓励并规范远程医疗。2017 年国家卫生和计划生育委员会办公厅在《关于征求互联网诊疗管理办法（试行）》和《关于推进互联网医疗服务发展的意见（试行）》中指出，互联网诊疗可以在医疗机构间进行远程医疗服务，基层医疗机构慢性病签约服务可以进行远程医疗，其他禁止。这是防范风险的措施之一。

（2）中国医药信息学会心脏监护专业委员会发布了《中国远程心电监测专家

建议（讨论稿）》，对远程心电监测的设备、方法、临床应用进行了建议。

（3）多家省、市学会及医院都制定了心电图和动态心电图危急值报警及重大阳性值提示标准，各个远程心电监测中心也根据自身情况制订了报警条款，积极管理风险。

（4）2018年山西省医学会心电信息专业委员会出台了《山西省长时程动态心电图重大阳性值专家建议》。

（5）各公司产品也根据用户需要添加了危急达标声光提示，增加防范风险的措施。

（6）国际动态心电图与无创心电学会于2017年发布了ISHNE/HRS专家共识声明——《门诊心电图和体外心脏监测/远程监测》。

三、前　景　展　望

应解决最重要的合理配置资源、保证长久可持续发展模式的问题，不应单方面强调患者受益，要寻找多方合作并保证合理收益的方法。

从概念上区分3种远程心电监测的级别。①远程急危重症心电监护：利用现代通信技术将监测心电图进行远距离传输，实现患者心电实时监测、异地会诊和心电危急值及时报警，并提供后续救治。②急症之外的远程心电监测：利用现代通信技术将院外患者心电图进行远距离传输，进行异地诊断、会诊，为后续诊疗提供依据，为院外患者或基层卫生机构提供服务。其特点是技术实用、可操作、性价比高、方便快捷。③自助远程健康心电监测：对社会上健康或亚健康及职业需要的人群进行心电监测。特点是长期、随意、自助，需要咨询服务。这三种远程心电监测流程、服务模式和收费应区别开来，即分级收费。自助远程健康心电监测的对象是大多数受试者，如体检中心、定期体检的劳动者，90%以上心电图正常，应该用心电图自动诊断功能，无限次数检测、极低收费（1元/份）、自费；急症之外的远程心电监测对象是慢性病患者，需要长期、定期监测，判断疾病进展或治疗效果，如院外慢性病患者心电图长期监测、指南强调的疾病心率管理、用药前后心律失常比较、抗缺血治疗评估等，可以按照现有流程和医保收费标准进行。远程急危重症心电监护的对象是极少数受试者，用于发生极严重后果的情况，应马上报警、立即进入后续急救，争分夺秒挽救生命。

解决最常见的医患分离问题需要借助技术。目前"互联网+"工程在各个领域拓展，建立在5G基础上的远程心电监测物联网加入音频、视频设备，以及互联互通软件，最大限度地获取受试者资料，如心电图操作全程视频，使得心电诊断医师做出精准判定。对于日益增加的心电图分析数量，心电图机器人创新是必然的，其将承担繁重的体力操作和沉闷的大量重复性诊断工作，心电图工作者可用大量的时间汇总资料，与患者交流，提供精准评估，满足患者全方位的需求。

（曹春歌　王红宇）

参 考 文 献

国家卫生和计划生育委员会，2017. 国家中医药管理局关于印发进一步改善医疗服务行动计划（2018—2020 年）的通知.

国家卫生和计划生育委员会办公厅，2017. 国家卫生计生委办公厅关于征求互联网诊疗管理办法（试行）（征求意见稿）和关于推进互联网医疗服务发展的意见.

国务院办公厅，2018. 国务院办公厅关于促进"互联网+医疗健康"发展的意见.

王红宇，李俊伟，2018. 山西省动态心电图重大阳性值提示建议. 实用心电学杂志，27（06）：442-443.

山西省医学会心电信息专业委员会，2017. 山西省心电图危急值报警和心电图重大阳性值提示标准（试行）. 实用心电学杂志，26（5）：311.

中国心电学会危急值专家工作组，2017. 心电图危急值 2017 中国专家共识. 临床心电学杂志，26（6）：401-402.

中国医药信息学会心脏监护专业委员会，2015. 中国远程心电监测专家建议（讨论稿）. 实用心电学杂志，24（5）：305-308.

Thygesen K，Alpert JS，Jaffe AS，et al，2019. Fourth universal definition of myocardial infarction（2018）. European Heart Journal，40（3）：237-269.

第十四章　远程心电监测网络平台

心脏病是全世界面临的最主要、最严重的公共健康问题之一。随着社会的发展，人们的生活条件不断改善，工作与生活压力不断增加，心脏病发病率呈逐年递增的趋势，心脏性猝死的数量呈高速上升的趋势。我国每年猝死人数为100万～130万，约54万人为心脏性猝死，其主要原因之一是诊断或抢救不及时。虽然目前各医院都增加了CCU（心脏重症监护室）病床的数量，以降低住院心血管病患者的死亡率，然而多数心脏急性事件往往发生突然、发展迅速，未及时发现或到院抢救或在转运的过程中即死亡，因此院前及时发现、快速诊断和及早干预显得极为重要。

一、远程心电监测的意义

心电图能在第一时间将心脏的电生理变化及时记录下来，是快速确诊急性冠脉综合征最有效的无创诊断工具，是确诊心脏传导障碍和恶性心律失常的必要方法，还有助于发现电解质异常和遗传性原发性心脏疾病或心脏结构异常等，能够争取在最短的时间内挽救患者的生命。然而，目前我国的很多偏远地区、农村、基层社区医疗服务机构存在心电图设备条件差、心电学人才短缺、技术匮乏等问题，使得心脏病的防治十分困难，而一些特殊的场所，如竞技场、战地、舰艇等因危险性高、事故多发或远离医院、交通及通信障碍等因素更是亟须提高心电诊断的时效性和准确性。近年发展起来的远程心电监测系统是解决以上问题的可行和有效途径。远程心电监测服务适用于心脏疾病患者、亚健康人群、老年人和慢性病患者，不仅可以为心脏病患者发病时的快速诊治赢得宝贵时间，提高急救成功率，还可以使患者发病时的不可逆损害降低至最低程度。在以上地区和场所建立心电网络监测平台，建立分工明确、信息互通、分级诊疗和双向转诊的医疗服务体系，发挥以基层医疗卫生服务网络为基础的医疗服务体系的公共卫生服务功能，实现心电图诊断的标准化即心电图专业技术质量控制，对于缩短心脏病的救治时间、降低心脏事件的死亡率、提高基层医疗服务水平和质量具有重大的临床意义。

随着医学科学的发展，出现了很多诊断和治疗心血管疾病的方法。医学研究表明，预防是降低发病率最有效的手段。在国外，医疗管理的总体战略思路已经由预防为主取代了治疗为主，从而大大降低了医疗费用，而且提高了医院系统的运作效率。而目前国内并没有真正意义上成熟、区域化、全面的远程心电监测系统的应用，因此，建立广泛、全面、实用的远程心电监测系统十分必要，它能帮助患者随时了解自身心脏的状态，建立完整、科学的远程心电监测系统，无论是对国家，还是对人民，都是一件具有重大意义且十分迫切的事情。

由于我国医疗信息化起步较晚，远程心电监测系统目前还没有大量应用。随着我国医疗改革的深入，政府和医疗机构都认识到信息化是解决人们"看病难、看病贵"的重要途径之一，而专业学科的信息化是医疗信息化的一个更高的阶段，是未来的发展方向，区域远程心电监测系统是其中最有代表性的系统之一。

远程心电监测系统平台是指利用计算机软硬件技术、网络通信技术等现代化手段，实现对医院内部包括门诊、病房、分院、社区的所有心电图、动态心电图、动态血压数据的采集、记录、传输、存储、报告，以及全院和网络发布整个过程的记录和跟踪等功能；同时，基层医院心电图检查与上级医院之间的远程诊断的流程包括数据的采集、记录、远程传输、远程会诊报告的记录和跟踪等；还可以将院前"120"急救心电图检查的采集、记录实时传输到医院，使医院及早做好抢救心脏病患者的准备。

远程心电监测系统平台能充分发挥不同医疗机构的网络化协同诊断功能，使得各级医院通过网络技术实现分院、基层医院与上级医院心电、动态心电、动态血压远程传输与会诊，实现院前急救心电图远程传输与医院之间的会诊，合理、有效地提高了医师对心电图诊断及对患者突发疾病快速诊断的能力，切合实际地解决了各级医院最基本的检查项目——心电图的诊断问题，为各地患者提供了方便的就医场所。

二、远程心电监测网络平台的应用

1. 远程心电监测在竞技场的应用 竞技场是比赛技能、技术的场所，很多竞技活动尤其是体育类竞技活动的危险性较高，参加竞技比赛的人员在比赛过程中容易发生受伤事故，严重时甚至危及生命。而竞技场的观众因在观看比赛的过程中精神高度紧张、情绪波动大，可能诱发一些心脏病高危人群发作心绞痛、心肌梗死、心律失常、晕厥等。对于这些患者来说，时间就是生命，急救现场第一时间的正确诊断和救治很可能挽救患者的生命。虽然目前有的竞技场配备医务人员及基本急救仪器和药物，但多是针对外伤处理，对于心电图的识别诊断能力不强，容易延误患者的救治。如果在竞技场设立远程心电监测，将患者的基本信息和心电数据实时传送到相关医疗机构的心电网络信息平台，由专业的心电工作人员给出诊断，再由医师给出现场救治方案建议，联系急救部，急救人员携带所需相应药品和医疗设备赶往现场参与救治和转运工作，这样能够争取以最短的时间、最快的速度、最高的效率获得最好的救治效果。

2. 远程心电监测在战地的应用　战争是残酷而可怕的，战地的士兵面对的是各种复杂且危险的作战环境，很容易出现人员伤亡，因此战伤救治刻不容缓，且其对于医疗救护的要求也比较高。战地受伤人员在转运的过程中可能会加重病情，出现恶性心律失常、心肌梗死等危及伤者生命的情况。救护人员往往在做完检查后得到检查数据，但有时却无法准确地判断伤员情况，对于复杂的心电图检查更是如此。若在救护车上安装远程心电监测系统，在转运过程中及早将伤者的病情基本信息和心电数据通过远程心电监测系统上传至战地医院，由战地医院的心电工作人员给出实时诊断，再由相关专业医师对需要采取的治疗措施给予现场指导，这样可以为需要快速转诊的伤员及时安排治疗通道，提前做好转运后的下一步救治准备，节约伤者的救治时间。如遇疑难病例或多系统损伤者，还可立即进行多专业会诊，尽早确定伤者病情诊断和救治方案，最大限度地为降低伤者死亡风险和挽救伤者生命争取时间。在战时，减少参战人员的伤亡率即降低战斗减员，这对于保证战斗力具有极为重要的意义。

3. 远程心电监测在海上医疗的应用　我国海军舰艇均配备医务室、少量医务人员及基本医疗仪器和药物，医务人员一般为全科医师，无心电专业工作经验，对于心电图的识别诊断能力不足，当舰员在执行海上任务期间出现心律失常、心肌缺血等心血管疾病时，容易延误疾病的诊断和治疗。我国海军"和平方舟号"医疗船自投入使用以来，参加了多次边防海岛和亚丁湾护航官兵体检任务、海外医疗服务及多国海上军事演习任务，为保证边防海岛官兵和亚丁湾护航官兵的身体健康、促进我国与多国友谊的发展做出了巨大贡献。但因受医疗船的空间和人员限制及参加任务的需求不同，每次任务配备的医务人员也有差别，并不是每次都能配备心电专业医师。即便是有心电专业医师，任务中也难免会遇到一些疑难复杂的心电病例，需要进行讨论和研究。目前医疗船上的心电图和动态心电记录能够通过舰上的局域网在医疗船范围内进行心电数据的采集、传输、诊断和数字化存储。医疗船海上航行期间也能通过卫星网络进行视频会议和会诊，但尚不能进行电子病历和图像的传输，也不能进行心电图的远程监测和会诊，这使得疑难复杂心电病例的临床诊断存在一定困难。因此，有必要在舰艇上建立心电网络监测平台，将舰艇上的心电检查设备与相关陆上医院服务器联网，与其医疗系统进行数据对接，使得心电图和动态心电数据可以发送到医院的心电监护平台，建立医院协助诊断的模式，同时提供专家会诊功能，在医院和舰船上均可以调阅检查信息和诊断，为双向转诊提供了支持。

远程心电监测网络系统的应用必将建立起心电数据知识库系统，将所有心电数据进行无纸化存储，并进行有序分类统计管理。舰艇基层医师也能够随时查看和调阅各种心电数据，与同专业人员研究讨论，也可向上级医院的专家咨询、请教，这有助于基层舰艇医师医疗水平不断提高，从而更好地保证舰员的身体健康。

4. 远程心电监测在区域内家庭的应用　心脏病急性事件的发作和发展往往迅速而猛烈，很多患者因心脏病发作时延误就诊而猝死家中。远程心电监测在家庭监护中的应用是降低心脏病患者猝死率、提高心脏病防治水平的有效途径。

远程心电监测服务网络由远程移动终端和医院监护中心两部分组成，一个医院监护中心可同时监护多个患者。远程移动终端由患者携带在身上，包括监测装置、应急治疗装置和 GPS 三部分。监测装置随时随地监护患者的心电信号，并实时将心电数据通过 GSM/GPRS 无线移动网络传送给医院心电监护中心，以便医师及时诊断。当患者心电出现异常时，医院心电监护中心将自动报警并提示值班医师，同时监护中心的地理信息系统（geographic information system，GIS）根据移动终端上传的 GPS 信息自动指示患者目前所处的地理位置。对具有高危心电图表现和并发征兆的患者，由值班医师做出早期诊断并发出求助指令；救助人员根据指令提供的患者地理位置迅速到达现场实施救助，最大限度地防止患者猝死。

心脏病患者和心脏疾病高危人群需长期关注心脏状况，定期随时请求医师的帮助，远程心电监测能够解决一直以来困扰患者的就医难问题，让患者足不出户就能享受到大医院专家的医疗服务。专家给出诊断和治疗建议后，患者可在社区医院或当地医院就近检查、就近治疗，免除患者来回奔波之苦。另外，患者的心电信息经远程心电监测系统传送到心电网络平台以后可进行数字化存储，建立患者心电数据库，为其后续诊治提供可靠依据。互联网的快速发展使得心电监测逐渐走入家庭，集中存储所有联网的卫生医疗机构心电图、动态心电检查设备的数据，实现全部心电检查无纸化与健康管理信息化、网络化共享，可以进一步实现对区域心脏病发病率的监控。为实现患者心脏健康数据的统计，可针对不同的病种病情进行统计检索，由卫生部门针对辖区内心脏方面的病情做详细的数据统计，具体体现在以下方面。

（1）为区域心脏病卫生规划提供决策支持。远程心电监测平台数据库存储着辖区内全体居民的人口信息、健康档案、电子病历、治疗方案、患者负担、医务人员工作量等信息，主管部门也可以针对心脏病对这些信息进行统计、分析，这对区域内公共卫生政策的制定有着积极的意义。

（2）促进医疗模式变革。心电图远程会诊与存储引发了医疗模式革命性的改变，新的医疗模式向各种疾病全程健康管理和预防方向转变。随着协同平台信息化建设的推进，社区居民健康档案信息系统将与三甲医院信息管理系统、妇幼保健管理系统、"120" 急救系统等对接，建立动态、共享的患者信息平台，最终对每位居民实现从出生到终老的全人全程健康管理，让每个人的健康状况像身份证一样与生活时时相关。近年来，发病率、猝死率极高的心脏病管理也将被纳入其中。

（3）心脏病诊治实现医疗公平。当心电图远程会诊系统建立后，心脏病的基础检查可就近检查、就近治疗，减免了去大医院的高昂费用，实现了心脏病发病率管理。区域医疗协同平台能够为社区居民提供心脏病分级医疗、双向转诊、区域诊断中心等信息化服务。通过这些服务，人们在社区就能享受到与大医院一样的治疗水平。这些资源共享服务也能够快速提高社区全科医师的技术水平和服务能力，使社区首诊能够真正落到实处。

（4）提高医疗资源利用效率。远程心电监测网络平台可以帮助医疗机构提高医疗资源的利用效率。对于大型医院来讲，大量基础心脏病由专家进行诊治是一种资源浪费，而分院、基层医院由于患者数量少，医务人员实践机会少，虽配套有心电图检查设备，但是诊断水平不高，需要提高技术水平。大医院、社区医疗机构所配置的资源都没有发挥出最高的效率，整个社会的医疗资源处于一种低效率运行状态。而通过区域心电会诊医疗协同平台执行分级医疗、双向转诊之后，"小病在社区、大病进医院、康复回社区"的应用目标得以实现，从而提高了医疗资源的利用效率，特别是急症心脏病患者可就近快速诊断，这些都意义重大。

（5）有利于规模化开展便民惠民活动。随着区域医疗协同平台提供的应用系统逐步启动，可以开展移动随诊、走入社区、走入家庭、远程护理等一系列便民惠民服务。社区居民除了可以就近在居民区、家庭初步诊断心脏病之外，还可以在家接受医务人员对于心脏病、高血压等的家访和远程治疗指导，让人们切实享受到新医改的成果。

（6）降低社会整体医疗成本。各级政府和医疗卫生主管部门为缓解"看病难、看病贵"采取了很多措施，但由于缺乏必要的信息化手段作为支撑，实现社区首诊还有相当大的难度，人们仍然习惯去大医院看病。挂号时间长、候诊时间长、拿药时间长、问诊时间短等"三长一短"的现象仍很突出。除高昂的诊疗费用外，患者及家属的交通费、住宿费、餐饮费、误工费及花费的时间有非常高的间接成本，"因病致贫"现象时有发生。随着区域医疗协同平台的建立、区域远程心电监测系统的应用，社区心电图基础检查首诊、基本情况确定、申请会诊或转院实现分级医疗、双向转诊等制度可以得到更好的贯彻和执行，社区卫生服务中心"六位一体"的职能能够得到更好的发挥，从而从整体上降低社会医疗成本，解决心脏病初步筛查、初步诊断、紧急情况快速救治的问题。

三、中国人民解放军第六医学中心的远程心电监测平台

1. 系统架构　以中国人民解放军第六医学中心（原海军总医院）作为远程监

测会诊中心平台，建立覆盖区域中心所管辖的医院、基层医院等的区域心电网络信息平台，可以使得心电数据在区域内各医疗机构间共享。实现各院内心电网络与中心平台的数据双向通信，共享患者信息、检查信息、报告信息、各种心脏病数据统计。可对院内、基层医院的晕厥、猝死、心肌梗死等突发心血管事件快速反应、现场急救，降低患者死亡率。

2. 远程平台建设　建立以中国人民解放军总医院第六医学中心会诊中心为主的心电数据存储平台，保障所有静息心电、动态心电、动态血压数据的数字化存储，以及医疗机构内信息的共享、各种心脏病数据统计。成立应急指挥中心，建立应急抢救流程，调度与管理紧急患者在家庭、分院、基层医院及竞技场、战地检查出的紧急情况，调配"120"急救车与中国人民解放军总医院第六医学中心急诊科的抢救绿色通道。

3. 会诊中心建设　充分利用以中国人民解放军总医院第六医学中心为基础的专家资源，使直属的各基层医院、战地、海上医疗船实现心电图的数字化采集、记录、诊断、存储、远程会诊申请，使分院、基层医院、战地、海上医疗船与会诊医院间实现实时远程心电诊断、诊断报告推送、紧急患者的危急值提醒。建立专家诊断小组，无论是在医院还是外出都可以通过手机、iPad 等智能终端及时、有效地完成心电图诊断。

4. 基层医院及战地、医疗船建设　基层医院、战地、医疗船可以直接配备网络化心电图设备，心电图数据可以现场采集，数据传输至中国人民解放军总医院第六医学中心进行会诊，可以满足战地、竞技场、海上医疗船心电图检查的需求。

5. 会诊中心的图像调阅

（1）Web 浏览：基于 Web 技术的设计主要用于从区域心电数据中心快速调阅心电及心电诊断报告，无须安装软件，任意一台联入网络的计算机即可浏览。同时，临床 Web 浏览系统还支持在线波形分析、处理、测量与报告功能。

审核后的报告内容可以在居民健康档案中调阅，也可以用 Web 方式供医师查阅。在诊断结果出来之前，可发送相应的病例状态（如已登记、已检查、已报告、报告延期及其原因等）到健康档案系统，让临床医师了解该病例在检查中所处的环节。对已发布的报告，临床医师可提出质疑，质疑信息应及时通知报告心电图诊断医师。经过授权的临床医师也可利用本系统调阅检查原始数据，并可进行再分析、测量等。

系统支持多种报告，包括波形资料的回顾、编辑、浏览；提供用户登录功能，为不同用户分配不同的查看权限；支持在线查看心电图数据、心电图报告；具有在线分析心电图功能，可查看长时间原始心电波形；提供心电图处理测量功能，如波形显示、幅值调整、单页和多页显示、新旧病历对比、分析功能、心搏自动分析、心搏特征点自动识别、心搏特征点手动微调、走纸速度调整、波形放大等。

报告时可以同时调阅检查申请单（手工或电子申请单）；浏览时支持组合查询，并可进行报告和波形打印。心电图文本及波形数据以 HL7 协议传输回 HIS。

心电图处理功能如下所示。

1）显示同步 12 导联心电图波形。

2）波形显示具有时间轴，可精确定位心搏。

3）自动分析心率、P-R 间期、电轴等所有心电参数。

4）自动识别心搏。

5）支持高频滤波、低频滤波、工频滤波调整。

6）支持分页显示。

7）波形显示幅值自由调整。

8）心搏特征分析可使用手动微调功能，使分析结果更加精确。

9）12 导联波形重叠显示功能。

10）具有电子标尺功能，可测量幅值与压差，代替圆规、直尺等手工测量工具。

（2）智能设备终端：心电图技术的发展应与信息化的发展相适应，并推动信息化向更加快速、便捷的方向不断进步。当前，智能机、iPad 等移动终端的出现使心电图技术的发展有了更多的契机。北京麦迪克斯科技有限公司以用户体验为核心思想，进一步对产品进行创新升级，在业内首创智能终端多人实时浏览模块，此模块真正实现了心电图无处不在的目标，无论出差在外，还是居家休息，随时都能进行心电图的查询和调阅。

6. 大数据的统计管理 该模块为管理与科研设计，可对医师工作量、检查工作量、设备工作量等进行管理与统计。重要的是，可以针对心电图数据进行统计，如心率、P-R 间期等，从而得出重要的参考数据，并为临床诊断符合率提供快速的对比工具。该模块采用开放式结构设计，患者的所有信息，包括检查信息都可以作为统计条件，方便未来的功能扩展。统计模板为开放设置，可以自行设置需要统计的条件。其功能要点如下所示。

（1）提供可自由设置的统计模板。

（2）统计结果导出 Excel 表格。

（3）可针对心电图数据进行统计，如心率、P-R 间期等（可自由设置）。

（4）为临床诊断符合率提供快速的对比工具。

（5）患者的所有信息，包括检查信息、诊断、测量参数等都可以作为统计条件，方便未来的功能扩展。

7. 基层医院、战地、海上医疗的危急值建设 心脏病患者和心脏疾病高危人群需长期关注心脏状况，定期随时请求医师的帮助。针对竞技场、战地、海上医疗等环境的复杂性与检查的及时性，需要建立有效的危急值管理体系及"120"救护体系，这是提高心血管疾病防治水平的有效途径。

（1）危急值预警：提供心电危急值项目字典。当基层医院心电图发送到诊断中心时，系统后台自动预分析，对于系统已经判断出存在危险情况的患者及时在采集工作站发出提醒。例如，心率＜40 次/分，提示"显著的心动过缓"；心率＞150 次/分的连续 3 个及以上的窄 QRS 波群，提示"快速性室上性心律失常"；心率＞100 次/分的连续 3 个及以上的宽 QRS 波群，提示"可能为快速性室性心律失常"；当 R-R 间期＞3.0s 时，提示"短暂的心室停搏"；ST 段急性抬高或压低，提示"急性心肌缺血"等。同时，在心电诊断工作站中，将存在危险情况的数据在当前待分析的数据中自动排序在上方，并给出提醒。

（2）危急值反馈：对于确诊的危急患者，对危急值心电图进行标记，备注危急诊断、救治建议。标记后的心电图危急提醒及时传输至基层医院，基层医院有相应弹窗、声音提示，从而提醒社区医护人员进行相关危急处理。

（3）"120"急救绿色通道：对于基层医院、战地、海上医疗发现的危急心电图患者，需要紧急救治的，第一时间反馈至中国人民解放军总医院第六医学中心"120"急救绿色通道，并对相关病情及时做出诊断，制订治疗、手术方案。急救人员未到医院，便已安排好救治方案，为患者生命赢得救治时间。

（王丽华　刘　玲）

参 考 文 献

侯月梅，2016. 远程心电监护：临床作用的正确定位. 临床心电学杂志，25（5）：326-328.

张海澄，2016. 远程心电监测：防止混珠 扎实为民. 临床心电学杂志，25（5）：321-322.

Otto C，Pipe A，1997. Remote，mobile telemedicine：the satellite transmission of medical data from Mount Logan. J Telemed Telecare，3（Suppl 1）：84-85.

Thorpe JR，Saida T，Mehlsen J，et al，2014. Comparative study of T-amplitude features for fitness monitoring using the ePatch® ECG recorder. Engineering in Medicine and Biology Society（EMBC），4172-4175.

第十五章 远程心电监测的临床应用

近年来，随着我国人口老龄化趋势的加剧，心血管疾病的患病率逐年攀升。目前，全国范围内的心血管病患病人数约 2.9 亿，心肌梗死及心力衰竭人数分别高达 250 万和 450 万，表明每 5 个成年人中就有 1 人患心血管疾病。此外，心血管疾病多为慢性疾病或终身疾病，病程长、住院率及住院费用高，导致家庭乃至社会的负担日益加重，已成为社会关注的医疗卫生问题。心血管疾病偶发性和突发性的发病特点导致患者不能被及时发现和救治；另外，心血管急症发病进展迅速、病情凶险、病死率高，对人类健康和生命造成严重威胁。然而，研究表明，在心血管急症（如心搏骤停等）发生前有 72% 的患者有明显不适症状。远程心电监护具有长时间连续监测心脏异常电信号等功能，可及时发现异常并进行干预，从而控制病情进展，因此，近年来其成为学者们新的研究焦点。

一、远程心电监测在监测心律失常中的临床应用

（一）远程心电监测方法

心电图的临床应用已长达 110 多年，荷兰莱顿大学生理学教授 Einthoven 于 1903 年即用 1500 米的电缆线完成了世界上第一份完整的人体心电图记录，开创了通过远距离体表监测心电信号辅助诊断心血管疾病的先河。远程心电监护建立在 GPRS/CDMA 等通信网络的基础上，使用便携式移动终端对患者进行长时间远程监护，将获得的远端用户的异常心电信息及时传送至医院监护中心，再由监护中心医务人员进行分析、诊断，并将诊断建议及时反馈至患者。当出现急性心血管事件时，可对患者进行实时医疗救治。

远程心电监测方法：患者如有胸闷、心悸及胸痛等不适症状，可立即将便携式远程心电监护仪放置于两乳头连线的上缘，水平居中，要求金属触点紧贴胸前皮肤开始采集心电信息，至提示音响起，提示心电信息采集结束；将心电信息结果采用手动或自动模式通过 GPRS 等通信网络发送至医院监护中心，监测时间可长达数天至数月。心电信号的采集根据患者的具体情况进行分类，若病情危重可进行长时程监测，连续发送心电数据至远程心电监护中心，尽早进行救治；若患

者病情较平稳，可按需间断发送至监护中心，从而评估病情并给予相应建议。

（二）远程心电监测监测心律失常的优势

远程心电监测在监测时间上优于动态心电图，可长达数天至数月，为患者的正确诊断提供了很大的帮助。采用 12 导联心电图和远程心电监护仪进行监测，并将远程心电监护仪监测结果与作为参考标准的 12 导联心电图监测结果进行对比，发现在两种检查方式中检测出心律失常的比例一样高，表明在心律失常的诊断方面，远程心电监护与常规心电图符合率非常高。

另外，对于具有阵发性发作特征的心律失常和缺血性 ST-T 改变的患者，运用远程心电监测能够较好地发挥临床诊断作用。同样，随着当前心脏电生理和消融治疗技术的发展，大量患者需要跟踪随访复发情况，常规心电图及 24h 动态心电图不能满足需要，而远程心电监测可发挥重要的作用。例如，在临床上通过对房颤患者行射频消融治疗，跟踪检测其术后复发率。研究发现远程心电监测优于动态心电图。

二、远程心电监测在院外急诊中的临床应用

（一）心血管病的发病特点

心血管急症的发病特点是发作突然，进展迅速，致残和致死率高。绝大多数心血管急诊患者由于未能及时发现异常，失去早期干预治疗的最佳时间窗，导致病情加重甚至死亡。研究发现，由急性冠脉综合征、恶性心律失常等导致的急性心血管事件院外发生率高，以致患者无法得到及时救治。

（二）远程心电监测的临床应用优势

远程心电监护仪体积小、便于携带、记录心电信息不受时间及地点等因素的影响，传输数据稳定性高、耗时少，在心律失常的诊断方面符合率较高，便于在家庭及社区进行监测，患者可与医务人员保持实时联系，并及时传输心电信息，医务人员针对捕捉到的异常心电信号及时进行处理，监测功能优于常规心电图及 24h 动态心电图，同时可以减轻患者反复到医院就诊的经济和心理负担。因此，如能对院外高危心血管疾病患者进行远程心电监护，实时了解患者的发病情况，及时予以救治，则能显著降低心血管疾病的病死率。

（三）远程心电监测在院外急诊中的应用

远程心电监测在"120"急救工作中发挥着积极作用，可以早期发现并及时救治存在严重心律失常及心脏不适的患者。此外，在临床中有较多患者呈无症状性心肌缺血，而远程心电监测由于其远程性、监护性及连续性，可对此类患者进行实时监测；又由于其具有自动报警、手动发送及定时发送等功能，医务人员可以及时发现异常并可进行 24h 解析。当患者出现静息性和无症状性心肌缺血时，医务人员可以及时联系患者及其家属，对患者及时进行早期干预治疗，降低心血管事件病死率。同时远程心电监测不受时间、地点限制，患者不需住院，在家中或日常生活中即可进行。有研究发现，运用远程心电监测对无症状性心肌缺血的监护敏感性高达 90.6%，大多数患者在监测期间发生心肌缺血时可得到及时救治。与传统动态心电图及床旁心电监护相比，远程心电监测具有持续监测、数据自动存储等显著优势。

三、远程心电监测在心脏康复治疗中的临床应用

（一）心脏康复治疗监测指标

心脏康复治疗是长期乃至终生的过程，为进一步提高患者生命健康及生活质量，不仅要求患者自身积极参与配合，而且在临床工作中也要求医务人员为患者制订积极有效的心脏康复治疗措施。因此，将远程心电监测贯穿于整个心脏康复治疗期有积极作用。当前，在临床上用于了解病情控制情况的常用指标是静息心率（resting heart rate，RHR），即人处于清醒、无活动的情况下，1min 测得的心搏次数。有关研究已经证实，RHR 可以有效预测心肌梗死及其死亡率。医护人员可以通过远程心电监测了解患者的 RHR，指导患者服用 β 受体阻滞剂、洋地黄等控制心率的药物，合理指导患者进行心脏康复锻炼。

（二）心脏康复治疗临床观察指标

心力衰竭是各种心脏疾病进展的终末期，病死率高，与恶性肿瘤的 5 年生存率相近，对人类健康和生命造成严重威胁。近年来，虽然治疗技术不断改进，但心力衰竭的病死率仍然很高，其中在 3～6 个月反复入院的治疗者占 10%～50%。反复住院患者中仅有少数是因原发性疾病进展，多数是由于不规范用药、摄入钠和水过多及不良生活方式。因此，为有效降低心力衰竭患者病死率及减少并发症的发生，并同时指导患者进行康复锻炼和提高生活质量，对心力衰竭患者进行院

外心电监测和管理显得尤为重要，而心力衰竭患者常表现出心律失常（如快速房颤）等不适症状，往往提示病情进展及心功能进一步受损，远程心电监测通过实时监测患者异常心电信号，可有效监测患者病情进展。有研究指出，远程心电监测能够有效控制慢性心力衰竭持续升高的病死率和住院率，并能改善患者的生活质量。

（三）远程心电监测抗心律失常药物的治疗效果

心律失常患者开始服用抗心律失常药物治疗后，一般至门诊复查间隔时间至少为 3～7 天。因抗心律失常药物具有双面性，虽然可以起治疗作用，但可导致患者病情向室速、室颤等致死性心律失常发展，所以治疗期间若未能进行实时心电监护，患者极易出现病情进一步加重的情况。远程心电监测具有长时间监测的优越性，其监测时间甚至可长达数年，短阵房颤、阵发性室上性心动过速及偶发室性期前收缩等异常心电信号均可被及时捕捉，从而有利于医务人员制订相应的防治方案，促进患者病情康复，降低住院率。

四、远程心电监测与智能手机结合的临床应用

（一）智能手机的发展

早在 1960 年，许多学者便着手开展电话远程传输心电信息技术的研究。由于当时科技水平有限，外界信号干扰较大，通过电话传输心电信号无法保持稳定性，因此未能在临床上应用。近年来，随着科技的发展，智能手机的使用量急剧增加，目前全球有近 10 亿的 3G、4G 用户。在美国，使用智能手机联网的用户占人口总数的 60%；智能手机体积小、方便携带、操作简单，其销量远超台式电脑和笔记本电脑。

（二）智能手机远程心电监测应用的可行性模式

3G 和 4G 移动通信技术的发展使通信系统容量大大增加，数据传输速率迅速提高，这为远程心电监测系统提供了强有力的技术支持。由于技术及仪器费用的限制，远程心电监测无法普及；随着智能手机使用的普及，若将心电监测电极与智能手机耦合，远程心电监测将能得到更大范围的使用。AliveCor 心电图是由美国 FDA 批准的一种动态心脏节律监测仪，主要是通过一部 iPhone 手机记录单导联（Ⅰ 导联）心电图心律带。Baquero 等尝试在 5 个人中使用耦合 iPhone 手机和

Alive 心电图应用程序的 AliveCor 心脏监测仪再现 12 导联心电图，并与标准 12 导联心电图进行对比，发现两者结果相同。该研究验证了使用智能手机记录 12 导联心电图的可行性，但目前尚需进一步验证与开发。远程心电监测目前处于临床验证阶段，且获得了较好评价，具有广泛的应用前景。因技术、费用及人员素质要求，远程心电监测的应用受到一定限制，目前仅在一些大型医院进行临床应用。通过学者及临床工作者的不懈努力，相信在不久的将来远程心电监测会更加广泛地服务于患者。

（李春雨）

参 考 文 献

郭望英, 章慧洁, 程硕韬, 等, 2012. 电话网络心电模式在社区基础医疗的应用. 中国临床药理学与治疗学, 17（6）: 644-647.

侯月梅, 2016. 远程心电监测: 临床作用的正确定位. 临床心电学杂志, 25（5）: 326-328.

李厚荣, 杜国伟, 殷波, 等, 2016. 远程心电监测网络系统在区域性医疗中心的应用及效果评价. 实用心电学杂志, 25（3）: 159-164.

刘远山, 杨正飞, 朱慧明, 等, 2016. 家庭-社区-医院慢性病综合防控新模式. 岭南急诊医学杂志, 21(6): 599-602.

石波, 张莉, 曹阳, 等, 2017. 院前急救全程心电监测的概念及实现. 中国医疗器械杂志, 41（5）: 349-352.

唐辉, 齐共海, 尹纪伟, 等, 2016. 农村及社区远程心电监测管理模式的意义. 临床心电学杂志, 25（1）: 40-42, 45.

王琳, 孙国珍, 田金萍, 等, 2017. 移动健康管理模式在心律失常患者远程管理中的应用. 护理学杂志, 32（3）: 78-80.

第十六章　心脏电子植入设备在远程心脏监测中的应用

据世界卫生组织报告，心血管疾病的发病率逐年上升，发病年龄趋于年轻化。每年至少有 170 万人死于心血管疾病，其中有 80 万人直接死于心脏病。中国每年猝死人数为 54.4 万，心脏性猝死源于心律失常者占 80%，心脏性猝死者中在事发前有先兆症状的占 80%。大部分心律失常（如期前收缩、心动过速、心房颤动等）的发生都具有阵发性、间歇性和一过性，由于很多患者不能及时在发作时到医院就诊，就诊时症状已消失，心律失常难以记录与捕捉。远程监测(remote monitoring, RM）技术的发展使受检者的生物信息（包括心电、血压、呼吸、血氧、血糖等）可以通过电话、手机、网络等媒介传输到监测平台，专业技术人员分析后告知患者或进一步提供相应的医疗服务。RM 技术改变了传统的就诊方式（即患者亲自到医疗服务机构就诊），使患者在远离医院的家中或其他非医疗场所就能及时获得诊断及指导治疗。远程心电监测可以分为无创性和有创性的装置，前者主要指将无创远程心电设备记录到的心电信息通过固定电话、手机或互联网传输到达远程监测中心，后者主要指植入式心脏电子装置（cardiovascular implantable electronic device，CIED）。因其本身具有的远程监测功能，已被广泛应用于治疗缓慢性、快速性心律失常和慢性心力衰竭。

自 20 世纪 50 年代第一个心脏起搏器发明至今，经过不断的改进，全球已有数百万人植入了心脏起搏器，极大地改善了患者的生活质量和存活率。然而，随着 CIED 适应证的扩大和植入量的增加，CIED 术后随访成为患者、医师和医院所担忧的问题。传统的就诊模式即患者本人到诊室随访（in-person evaluation，IPE）具有明显局限性，患者需要定期到医院随访，心脏植入装置的效果容易受到患者随访依从性、心理状态的影响，且可能因两次随访间歇出现意外而错过最佳诊断和治疗时机。早期无症状的患者尤其存在安全隐患。近年来，远程随访已逐渐成为常规诊室随访的重要补充。RM 是 CIED 具有的一种特殊功能，能提供及时、准确的设备工作数据和心电信息。国内于 2009 年植入第一例具有 RM 功能的起搏器，即德国百多力公司的家庭监测（home monitoring，HM）功能起搏器。截至目前，越来越多的患者接受了具有 HM 功能的起搏器：植入型心律转复除颤器（implantable cardioverter defibrillator，ICD）、心脏再同步治疗（cardiac resynchronization therapy，CRT）起搏器、心脏再同步治疗除颤器（cardiac resynchronization therapy-defibrillator，CRT-D）。RM 较 IPE 可以减少起搏器、ICD 和 CRT-D 的随访次数，提早发现器械相关临床事件，提高发现事件的概率，同时保证患者的安全。RM 可以节约患者的就诊时间、医疗资源及就医成本，早期发现问题有助于个体化按需随访，有助于医疗机构给患者提供更好的保障及改善患者的生存率。

一、心脏植入设备远程监测技术的发展历程

2015 年，美国心律学会发布的《心血管植入型电子器械远程询问与监测专家共识》提到，RM 技术的发展可分为 3 个阶段。第一阶段始于 1971 年，利用电话线的模拟信号传输心脏起搏器参数，这时的技术只允许传输即刻测定的阈值、感知及电池寿命等最基本的参数，而且不能检查传输器械中以往的储存数据，所以应用具有很大的局限性。第二阶段始于 20 世纪 90 年代晚期，当时出现了利用传感技术进行的远程数据传输，患者将探头置于植入器械部位的皮肤表面，起搏器相关信息便收集于接收器并通过电话线模拟信号或无线网络传输。该方式的缺点是操作复杂、患者依从性较差，尤其是不能自动传输患者无症状的事件。2001 年，第一台自动 RM 设备的问世标志着 RM 技术进入了第三阶段，患者与医师不再需要定期进行烦琐的数据收集和传输工作，设备根据预先设定的时间间期进行详尽的数据收集并发送至服务器供医师随时查阅，患者在出现症状时也可以自行启动 RM，由此大大提高了设备的工作效率。

二、心脏植入设备远程监测系统的类型和特点

目前常用的几种远程监测系统包括以下 4 种。

（1）HM 系统：是百多力公司生产的心脏电子植入装置的远程监测系统，是 CIED 远程监测系统的先驱，是第一个经 FDA 批准的远程监测系统。HM 系统与大多数全球移动通信系统（global system for mobile communication，GSM）兼容，无论患者身处何处，该系统每天以固定的时间间隔及在出现临床事件时自动发送相关数据，将采集的数据通过 GSM 网络传送到德国的数据分析中心，再发送到医师的网络终端。这是全自动设备，不需要患者进行操作。HM 系统可以查询器械的各种参数，如起搏器的起搏、感知，导线的阻抗等，还能获取高分辨率的腔内心电图，从临床监测范围来看，不但包括植入器械的功能，还涵盖临床事件，如心律失常、心力衰竭等。HM 系统已在我国投入使用。

（2）CareLink 系统：是美国美敦力公司生产的心脏电子植入装置的远程监测系统。其通过无线或有线的方式完成与植入电子装置的信息沟通，再通过电话线将患者的数据传输至临床数据监测中心的储存库，以便处理、存储和浏览。CareLink 系统通过电话线传输数据，且只能在家中按照预先设定的时间间隔定时传送数据。CareLink 系统是临床事件触发式的，在发生不良临床事件时引发报警，用于植入心脏电子设备患者出现心律失常事件或病情有恶化危险的远程监测。其需要获取患者信息，启动发射器与监测中心的数据传输和信息交流。

（3）Latitude Communicator 系统：由美国波士顿科学国际有限公司生产。其特点是除了可以传输起搏器/ICD 的工作信息外，还可以传输体重和血压监测信息，对心力衰竭患者的情况进行远程监测。通常有两个水平的事件报告：①红色警报或紧急事件警报，当系统识别到患者有临床状态异常时启动；②黄色警报或临床事件通知，向临床医师及时通报患者的信息和装置功能信息。

（4）HouseCall Plus 系统和 Merline 系统：HouseCall Plus 系统是美国圣犹达医疗公司在 Merline 系统之前早期开发的远程监测系统，需要医师和患者互动传输数据，从 2006 年逐渐退出市场。Merline 系统通过无线电和置入系统进行通信，通过电子邮件、短信、传真等方式将数据传送给医师。该系统还能在传送器上为医师显示报警或提醒计划内的随访，并将随访结果自动传送到患者的手机上。

三、心脏植入设备远程监测技术的内容及意义

（一）内容

患者在植入心脏起搏器、CRT 和 ICD 后打开监测功能，在每天的固定时间或发生特殊事件时通过特殊装置随时传送和接收 CIED 数据，由第三方公司负责网络监测和浏览。传输的信息和事件可以通过网络平台、电子邮件、短信和（或）传真方式发送给随访医师，由随访医师进行浏览并做出诊断分析。通过 RM 系统能及时发现临床不良事件和起搏参数的改变，保证患者生命安全，大大减轻医师工作量，节约大量医疗资源；降低心脏植入设备患者的死亡率和再住院率；还可早期发现心律失常事件和起搏系统并发症，减少随访次数，减少患者的随访负担和经济费用。

传输的信息和事件主要分为以下两种。

（1）疾病相关事件：通过评价患者临床状况的基本参数，不仅可减少患者来院随访的负担，而且对监测到的意外情况可进行按需随访与处理，包括基本心律、休息/活动时的平均心率、心率变异性、心律失常事件（房性/室性期前收缩、心房

颤动、室上性/室性心动过速等）、心房/心室起搏比例、模式转换次数、心房颤动负荷、双心室起搏百分比、经胸阻抗测定，以及 ICD 患者对室性心动过速（VT）、心室颤动（VF）的识别及治疗情况等。

（2）起搏系统相关事件：通过监测起搏器的各项参数，对于因起搏器设置和（或）功能不良引起的临床急症和并发症，及时发现并通过专业技术人员进行分析和处理，包括起搏器的电池状态、心房/心室导线阻抗、心房/心室感知/起搏功能、起搏阈值及起搏情况等。CIED 术后随访根据患者基本心脏病情况，植入器械的种类和时间，患者居住地医疗情况、与随访门诊的路途远近及方便情况等决定。

对于术后进行 RM 的时间，推荐为术后 2～12 周的观察期后，常规每季度 1 次或每半年 1 次。针对不同器械的建议：起搏器为 3～12 个月，ICD 为 3～6 个月。同时，仍建议所有患者每年至少进行 1 次 IPE。RM 的内容至少应包括电池状态、导线完整性与心律失常事件。

传输的异常事件中 85% 为疾病相关事件，包括房性心律失常、室性心律失常、休息时心室率增高及双心室起搏百分比降低等，这些事件对心力衰竭患者的治疗与预后具有非常重要的意义。邱樑等通过随访 3 年发现，CIED 的远程监测系统的传输成功率高达 97.6%，并能及早发现系统相关事件和临床相关事件，特别是对新发心房颤动的诊断。国外学者在 COMPAS 试验中发现传输成功率为 91%。2013 年国内多中心注册研究对 CIED 远程监测系统进行了 15 个月的随访，结果也提示传输有效率高达 97.9%，可提早发现系统及临床不良事件，以便尽早进行干预以改善患者的预后，并减少随访次数，减轻医师负担，降低临床费用。

（二）意义

1. 早期监测心脏植入设备功能障碍。植入起搏器后可产生电极导线移位、电极断裂或 ICD 除颤电极导线绝缘层破裂导致的 ICD 外壳受损，起搏或感知功能异常。当起搏器电池电量接近耗竭，脉冲发生器、电极或参数异常时，患者不一定出现临床症状，故不易及时发现，RM 能明显缩短脉冲发生器及电极故障发现的时间，便于及时做出相应处理。RM 可减少 ICD/CRT-D 电除颤治疗次数并节省 CIED 的用电，从而节省电池，延缓设备更换时间，也可提高导线电极功能障碍和故障发现率，从而减少临床随访次数和临床事件发生率，使事件发现时间提前，确保患者安全，提高患者术后生活质量。

2. 早期识别心律失常事件。不适当地放电是植入 ICD 后主要的并发症，也是导致患者再住院的最主要原因。它可诱发室性心动过速和心室颤动，增加放电次数，加速电池耗竭，影响患者的生活质量，增加病死率；同时，反复电击可损伤心肌并使心功能恶化，以致患者产生一系列心理问题。RM 可以连续监测心房颤动、T 波过感知等，通过进一步分析腔内心电图，判断对 VT 及 VF 的识别情况，从而得知 ICD 放电情况，减少不适当的 ICD 和 CRT-D 放电，从而减少不适当的电击次数，降低 ICD 电池的消耗。RM 对于提前发现无症状的房性或室性心律失常也有重大意义，尤其是心房颤动和室性期前收缩、短阵性室性心动过速。TRUST 研究显示，植入装置中的 RM 系统发现心律失常事件的平均时间为 2 天，而传统 IPE 随访发现心律失常事件的平均时间为 36 天，同时发现无症状心律失常事件提前的天数更多。CONNECT 研究表明，CareLink 系统较传统随访提前17 天发现临床事件。心力衰竭患者重复住院率高、医疗费用负担重，家庭监测可随时监测患者的病情变化，如患者心率变异性、24h 平均心率和静息心率、CRT 双心室起搏百分比、心房颤动发生率等，由此可及时获得这些预测参数的异常报警信号，从而调整治疗方案，降低患者再住院率，提高其生活质量，延长生存时间。

3. 对于无报警事件的患者，可减少不必要的随访，减少患者的医疗费用及随访成本（特别是距离随访中心较远的患者），同时减轻医师的门诊量，提高医疗资源的利用率。

4. 可以提高患者对术后生活的满意度及依从性，提高患者的生活质量，改善其疾病预后状态。

四、心脏植入设备远程监测技术目前存在的局限性和前景展望

虽然我国地域辽阔，但医疗资源分布不均，导致很多患者到医院随访困难，同时 CIED 患者常需要到大医院才能随访，导致临床患者随访的依从性差。RM 可以提高心脏植入设备患者术后的随访率，提高对术后患者的管理，使患者得到最大受益。但植入设备价格昂贵、医保政策及患者对 RM 的认知程度等影响并制约着具有 RM 功能的 CIED 在国内的广泛应用。同时，许多医疗机构医师和患者对RM 没有充分的认识和了解，许多医院专业技术人员仍缺少对 RM 数据资料分析的能力和经验，并且医疗卫生系统也尚未建立 RM 的工作流程、管理规范、收费标准，以及患者数据信息的安全与隐私等相关规章制度，使 RM 功能在 CIED 患者中的临床应用与推广具有一定的局限性。

RM 随访将成为 CIED 随访中新的里程碑，为患者术后随访和管理提供全新的医疗服务模式，也将逐步取代常规的 IPE 随访模式。它能早期监测不良事件，降低不必要的随访次数，优化卫生保健资源。目前，我国应加快 RM 系统的发展与制度完善，加大对 CIED 远程监测随访建设的投入，以适应我国 CIED 患者随

访逐年递增的状况和提高随访质量的需求，以使更多的患者从中受益。

（范　平　马志艳）

参 考 文 献

陈柯萍，华伟，刘欣，等，2016. 家庭监测功能的心血管植入型电子器械的临床应用——多中心注册研究结果. 中华心律失常学杂志，20（4）：357-361.

戴研，杨杰孚，周玉杰，等，2013. 家庭监测系统在双腔起搏器植入患者中的多中心注册研究. 中国循环杂志，28（1）：29-32.

邱樑，项美香，王建安，等，2016. 家庭远程监测系统在心脏植入型电子器械中的应用. 中华心血管病杂志，44（1）：55-59.

万红丽，于波，于昕，2016. 起搏器随访和家庭监测系统的临床应用. 中国循证心血管医学杂志，8（2）：245-248.

魏会强，陈泗林，2014. 植入性心血管电子设备远程监测的现状及进展. 心血管病学进展，35（5）：536-539.

宿燕岗，梁义秀，2015. 2015 年《HRS 心血管植入型电子器械远程询问与监测专家共识》解读. 中华心律失常学杂志，19（6）：473-474.

解玉泉，李毅刚，2015. 家庭监测系统在心脏电子植入装备患者随访中的应用. 中国介入心脏病学杂志，23（8）：471-473.

张澍，陈柯萍，黄德嘉，等，2012. 心血管植入型电子器械术后随访的专家共识. 中华心律失常学杂志，16（5）：325-329.

Crossley GH，Boyle A，Vitense H，et al，2011. The CONNECT（Clinical Evaluation of Remote Notification to Reduce Time to Clinical Decision）trial：the value of wireless remote monitoring with automatic clinician alert. J Am Coll Cardiol，57（10）：1181-1189.

Mabo P，Victor F，Bazin P，et al，2012. A randomized trial of long-term remote monitoring of pacemaker recipients（the COMPAS trial）. Eur heart J，33（9）：1105-1111.

Ricci RP，Morichelli L，D'Onofrio A，et al，2013. Effectiveness of remote monitoring of CIEDs in detection and treatment of clinical and device-related cardiovascular events in daily practice：the Home Guide Registry. Europace，15（7）：970-977.

Varma N，Michalski J，Stambler B，et al，2014. Superiority of automatic remote monitoring compared with in-person evaluation for scheduled ICD follow-up in the TRUST trial-testing execution of the recommendations. Eur Heart J，35（20）：1345-1352.

第十七章 中国远程心脏监护应用的过去、现在和未来

　　远程心脏监护是借助通信技术和计算机技术实现的，属于远程医疗范畴。2017年两会的政府工作报告指出，2017年要全面启动多种形式的医疗联合体建设试点，其中包括远程医疗，目的是促进优质医疗资源上下贯通，增强基层服务能力，方便群众就近就医，以实现医疗资源的优化配置。

　　目前心血管疾病在全球已经成为成年人健康的"头号杀手"。2005年起，国家心血管病中心每年组织权威专家编撰一部《中国心血管病报告》，动态反映我国心血管病的流行趋势。十几年来，《中国心血管病报告》显示心血管疾病呈持续增长态势。

　　心血管疾病是一种慢性变化和发展的疾病，已经被列为慢性病管理的重点疾病。慢性病管理是指对慢性非传染性疾病及其风险因素进行定期检测，连续监测，评估与综合干预管理的医学行为及过程，主要内涵包括慢性病的早期筛查、风险预测、预警与综合干预，以及慢性病人群的综合管理、慢性病管理效果评估等。目前心血管疾病领域中能够实施的慢性病管理的检测方法是心脏监护，其中主要是心电监护。

　　心血管疾病的慢性病管理需要长期的院外监护。中国地域广阔、人口众多，老龄化严重，医疗资源分布不均，经济状况悬殊，只有发展远程心脏监护，才能在全国各地的城市和农村实施心血管疾病的慢性病管理。

　　中国的远程心脏监护始于远程心电监护，开创于20世纪80年代前后，至今已经有近40年的发展史。近年来随着各种技术的进步，中国远程心脏监护事业发展迅速。

第一节　中国远程心脏监护应用的历史

一、仪 器 设 备

　　1. 电话传输心电监护仪　1979年，上海第二医学院（现为上海交通大学医学

院)附属瑞金医院的 CCU 在心脏科钱剑安教授的带领下开始了第一例中国远程心电监护。当时所用的仪器设备是电话传输心电监护仪（TTM）。TTM 的工作原理是将实时采集的心电信号转变为声音，通过电话传至医院接收机，再将声音协调为心电信号，用心电图机描记，医师通过人工阅图得出诊断，然后将诊断结果通过电话传给患者。由于是以模拟调频器方式传送心电记录，在心电记录传输的过程中容易遭受外界干扰，导致 TTM 所描记的心电图有所失真、质量欠佳。TTM 仅能对心电信号进行短暂的实时记录，无法存储，也不能进行自动分析诊断，当时的心电图诊断完全依赖于人工。尽管如此，TTM 技术实现了远程心电实时采集和传输，达到了院外进行心电监测诊断的目的。

2. 心脏"BP 机"　TTM 采用的是有线电话传输方式，用户传输心电记录时必须借助固定电话，使用极不方便。在随后的 10 年里，出现了基于无线寻呼技术的心脏"BP 机"，患者在感觉不适时手动触发"BP 机"采集装置，然后将"BP 机"扣在电话上传输心电信号。"BP 机"不具备 24h 连续在线监测记录功能，在心电信号传输方面仍需依赖电话方式传输，仍然不具备心电信号的分析诊断功能。尽管如此，心脏"BP 机"的应用使得远程心电监护从固定模式开始走向移动模式。

3. 心脏手机　20 世纪 90 年代末和 21 世纪初，随着无线通信技术和网络技术的日益发展，手机进入了大众日常生活，心电远程传输技术也取得了重大突破，出现了心脏手机。

最早出现的是一体式心脏手机，它是一部特制的手机，其将心电采集处理单元和发射装置融合于手机内。心电采集的电极常设置在手机的背面，患者通过手持方式将手机背面的电极接触胸壁，形成回路来采集心电信号，然后通过移动通信网络将心电信息发送至数据处理中心，进行数据转换并描记出心电图。由于这是一部特制的手机，患者需要另行购置，且价格昂贵、体积庞大，使用不便。随后很快出现了分体式心脏手机，其是将心电采集处理单元和发射装置置于掌上记录装置（PDA）内，PDA 通过蓝牙连接，将心电信号传送至普通手机内，再通过移动通信网络以数字方式传至数据处理中心，进行数据转换并描记出心电图。

无论是一体式心脏手机，还是分体式心脏手机，只要患者感觉不适，都可以在任何状态下采集数 10 秒的心电图，然后用手机发送心电记录至数据处理中心。在数据处理中心，医师通过人工阅图得出诊断，并将诊断结果通过手机发送给患者，实现了心脏监护的移动模式。早期的手机心电图系统能存储心电数据，但不具备心电信号的自动分析诊断功能，也不能连续记录心电信号和同步多导联记录心电图。

二、使用对象

中国远程心脏监护开创的早期所应用的远程心电监护设备全部是进口的设备，价格昂贵，应用范围局限在大城市的个别医院，使用对象仅为部分干部保健，使用者极为有限。

20世纪90年代末和21世纪初，远程心电监护设备开始国产化，随之价格下降，其应用逐渐在全国普及。

三、运行模式

由于早期的远程心脏监护应用范围局限，运行模式单一，即由医院购置仪器设备，建立诊断部门，为患者提供诊断服务。

第二节　中国远程心脏监护应用的现状

一、仪器设备

目前远程心电监护从有线固定电话传输转入无线移动手机和网络传输。所用仪器设备由以进口为主发展为以国产化为主。标志性的技术发展是部分实现了心电信号智能自动分析诊断。

目前国内品种繁多，按照工作模式可分为以下三种类型。

1. 特制的心电记录仪　集心电采集、存储和自动分析诊断为一体。患者自行采集心电图，记录仪显示并存储心电图，最后自动分析做出诊断，为患者日后在医院就诊提供相关的心电图资料。这类记录仪的优点是操作简单，缺点是存储数据量小、自动诊断能力有限、诊断正确率低。

2. 特制的心电记录仪和普通手机关联　特制的心电记录仪采集心电信号，通过蓝牙发送至普通手机，实现了和普通手机的关联。手机必须预先安装特定的应用软件，在软件的支持下存储并自动分析给出诊断，为患者日后在医院就诊提供相关的心电图资料。这类记录仪的优点是操作简单，缺点是自动诊断能力有限、诊断正确率低。

3. 特制的心电记录仪、普通手机和医院或诊断中心关联　前面部分的工作模式与第二类心电记录仪相似，后续的工作模式是用手机将心电数据传送至医院或诊断中心，描记出心电图。医师通过人工阅图，确认或修正自动诊断结果，然后将诊断结果通过手机发送给患者。这类记录仪的优点是诊断能力强、诊断正确率高，缺点是操作相对复杂。

远程监护技术已经从远程心电监护发展到远程血压、远程血糖、远程血氧、远程睡眠及远程呼吸监护等领域，实现了多方位的远程心脏监护。

二、使用对象

目前远程监护产品的价格较低、品种繁多、操作简便，能满足不同层次医疗机构和不同层次人群对疾病监护和保健的需要。临床应用从大医院扩展到社区基层医疗机构。监护对象从心脏监护的医疗行为发展到保健预防行为，并深入到家庭和个人的健康保健。部分省市的远程心电已经纳入门诊和保健范围，并有上百万人次使用，从而取得了科研和临床使用的研究成果。

三、运行模式

1. 制造商模式　由仪器设备的制造商成立远程心脏监护中心，申请获得医疗诊断资质，出具心电图诊断报告，向患者提供诊断服务。该类运行模式的缺点是获得医疗诊断的资质困难、诊断准确率低、医疗风险大。

2. 医疗机构模式　由医疗机构建立远程心脏监护中心，向仪器设备的制造商购置仪器设备，向患者提供诊断服务。该类运行模式最大的缺点是诊断量有限。

3. 联合模式　由医疗机构和仪器设备制造商合作联合建立远程心脏监护中心，向患者提供诊断服务。该类运行模式可提高诊断准确性和诊断量，规避部分医疗风险，但合作模式有待进一步完善。

第三节　中国远程心脏监护的应用前景

随着中国老龄化日趋严重，远程心脏监护的需求日益增加，这向远程心脏监护技术提出了更多的挑战。纵观过去和现在，未来急需以下方面的发展。

一、自动分析诊断系统

远程心脏监护应用的普及必将带来信息数据剧增的问题，包括诊断数量的剧增，单纯依靠人工分析诊断远远不能满足需求。随着心电数字化的普及，目前各类心电图显示、数据测量和报告书写等都已经实现了计算机化。自动诊断作为辅助诊断，已经成为临床医师必备的工具。尽管如此，开发更加准确的心电图自动分析软件系统，为医师和患者提供更快捷和更准确的心电图诊断，仍是未来发展的重大目标。

二、建立高质量的数据库

经过近 40 年的发展，目前部分心电数据库已经初具规模。心电数据库的建设是一个逐步发展的过程。由于早期技术设备的限制，心电数据库中部分数据的采集精确度低，并以高压缩率保存，数据质量并不高，不利于心电数据再分析研究，未来必须发展规模更大、质量更高的心电数据库，并同时存储相关的信息数据，如血压、血糖和血氧等数据。高质量的心电数据库不仅可用于心电学研究，也可用于心电自动分析系统的研制。

三、建立统一的数据格式和通信接口

目前不同的仪器设备制造商所采用的数据格式和通信接口各不相同，国内尚无统一标准，各制造商之间互不通用，无法统一联网应用和共享。这种状况在未来必须予以解决。

四、运行模式的扩展

当前医院的运行模式不利于远程心脏监护的发展。未来远程心脏监护的发展将集合移动医疗、互联网医疗和数字医疗的优势，扩展多种运行模式，全方位显示心血管疾病的发生和发展过程，为早期诊断和干预提供精准的数据。

五、专业人员的培训和专家库的建立

心脏和血管的检查方法除了心电图以外，还有其他影像学和实验室检查，如超声、CT、磁共振和数字 X 线摄影等。影像学检查的操作与分析诊断都具有很高的专业性和经验性要求。远程诊断中心必须有专业人员和专家库，才能提高诊断的水平和精确性。专业人员的培训是一项持久的任务。

回顾过去，着眼现在，展望未来，全面提升心脏远程监护的能力是势在必行的发展任务。

（刘　霞）

参 考 文 献

国家卫生和计划生育委员会，国家中医药管理局，2017. 关于印发进一步改善医疗服务行动计划（2018—2020 年）的通知.

国务院办公厅，2018. 国务院办公厅关于促进"互联网+医疗健康"发展的意见.

卫生部心血管病防治研究中心，2018. 中国心血管病报告 2017.

中国心电学会危急值专家工作组，2017. 心电图危急值 2017 中国专家共识. 临床心电学杂志，26（6）：401-402.

中国医药信息学会心脏监护专业委会，2015. 中国远程心电监测专家建议（讨论稿）. 实用心电学杂志，24（5）：305-308.

Steinberg JS，Varma N，Cygankiewicz I，2017. 2017 ISHNE-HRS expert consensus statement on ambulatory ECG and external cardiac monitoring/telemetry. Heart Rhythm，14（7）：e55-e96.

Thygesen K，Alpert JS，Jaffe AS，et al，2019. Fourth universal definition of myocardial infarction（2018）. European Heart Journal，40（3）：237-269.

第十八章 远程心电大数据和心电图智能化诊断

随着科学技术的发展与变革,数字世界和医学的交汇是不可避免的发展趋势。国家政策向基层倾斜,"互联网+"助力医疗行业,使得医疗信息呈几何倍数增长,医疗大数据时代已经到来。

一、大 数 据

大数据并非一个确切的概念,最初是指需要处理的信息量过大,已经超出了一般计算机在处理数据时所能使用的内存量。大数据,又称巨量资料,指所涉及的资料量规模巨大,以致无法通过现有的软件工具提取、存储、搜索、共享、分析和处理的海量、复杂的数据集合。

IBM 提出了大数据的"4V"特征,得到了业界的广泛认可:①容量(volume),即数据巨大,从 TB 级别跃升到 PB 级别;②多样性(variety),即数据类型繁多,不仅包括传统的格式化数据,还包括来自互联网的网络日志、视频、图片、地理位置信息等;③速度(velocity),即处理速度快;④真实性(veracity),即追求高质量的数据。虽然不同学者、不同研究机构对大数据的定义不尽相同,但都提及了以下 4 个基本特征。

1. 大容量 天文学和基因学是最早产生大数据变革的领域。2000 年,斯隆数字巡天项目启动时,位于新墨西哥州的望远镜在短短几周内搜集到的数据已经比天文学历史上总共搜集的数据还要多;2003 年,人类第一次破译人类基因密码时,用了 10 年才完成 30 亿对碱基对的排序。目前,世界范围内的基因仪 15min 就可以完成同样的工作量。

伴随着各种随身设备、物联网、云计算、云存储等技术的发展,人和物的所有轨迹都可以被记录,大量自动或人工产生的数据通过互联网聚集到特定地点,包括电信运营商、互联网运营商、政府、银行、商场、企业、交通枢纽等,因而形成了大数据的海洋。

2. 多样性 随着传感器、智能设备及社交协作技术的飞速发展,数据格式变得越来越多样,涵盖了文本、音频、图片、视频、模拟信号等不同类型。数据来源也越来越多样,不仅产生于组织内部运作的各个环节,也可来自于组织外部。

例如，在交通领域，北京市交通卡刷卡记录每天 1900 万条，手机定位数据每天 1800 万条，出租车运营数据每天 100 万条，电子停车收费系统数据每天 50 万条，定期调查覆盖 8 万户家庭等，这些数据在数量和速度上都达到了大数据的规模。自然语言无疑是一个新的数据来源，而且也是一种更复杂、更多样的数据，苹果公司在 iPhone 手机上应用的一项语音控制功能 "Siri" 就是多样化数据处理的代表。

3. 速度快　在数据处理速度方面，有一个著名的 "1 秒定律"，即要在秒级时间范围内给出分析结果，超出这个时间，数据就失去价值。IBM 有一则广告，讲的是 "1 秒，能做什么？" 1 秒能检测出台湾的铁道故障并发布预警；也能发现得克萨斯州的电力中断，避免电网瘫痪；还能帮助一家全球性金融公司锁定行业欺诈，保障客户的利益。

英特尔中国研究院首席工程师吴甘沙认为，速度快是大数据处理技术和传统数据挖掘技术最大的区别。大数据是一种以数据实时处理、结果实时导向为特征的解决方案，其 "快" 有两个层面：①数据产生快。有的数据是暴发式产生，如欧洲核子研究中心的大型强子对撞机在工作状态下每秒产生 PB 级的数据；有的数据是涓涓细流式产生，但是由于用户众多，短时间内产生的数据量依然非常庞大，如点击流、日志、射频识别数据、GPS（全球定位系统）位置信息。②数据处理快。正如水处理系统可以从水库调出水进行处理，也可以对直接涌进来的新水流进行处理，大数据也有批处理（将 "静止数据" 转变为 "正使用数据"）和流处理（将 "动态数据" 转变为 "正使用数据"）两种方式，以实现数据的快速处理。

4. 真实性　数据的重要性在于对决策的支持，数据的规模并不能决定其能否为决策提供帮助，数据的真实性和质量才是获得真知和思路最重要的因素，是制定成功决策最坚实的基础。但是，也要清楚地认识到，即使最佳的数据清理方法也无法消除某些数据固有的不可预测性，如人的感情和诚实性、天气状况、经济因素及未来因素。

在云计算出现之前，传统的计算机无法处理量如此大且不规则的非结构数据。在以云计算为代表的技术创新的衬托下，这些原本很难收集和使用的数据开始易于利用。大数据与云计算是一个问题的两个方面：一个是问题，一个是解决问题的方法。

二、心电数据库

1. 数据库　所谓数据库就是组织、存储和管理数据的仓库。它产生于 60 多年前，随着信息技术和市场的发展，特别是 20 世纪 90 年代以后，数据管理不再仅仅是存储和管理数据，而转变成用户所需要的各种数据管理的方式。数据库有很多种类型，从最简单的存储有各种数据的表格到能够进行海量数据存储的大型数据库系统，其在各个方面得到了广泛的应用。数据库技术的主要目的是有效地管理和存取大量的数据资源，包括提高数据的共享性，使多个用户能够同时访问数据库中的数据；减小数据的冗余度，以提高数据的一致性和完整性；提供数据与应用程序的独立性，从而减少应用程序的开发和维护代价。

2. 心电数据库　心电数据库内的心电图诊断和分类是经过临床资料证实的，即数据库的心电图分类是以临床证据作为分类标准，或者数据库的心电图分类经过权威的专家小组确认（主要指心律失常数据库）。

目前世界上公认的可作为标准的心电数据库有 3 个。①美国麻省理工学院与 Beth Israel 医院联合建立的 MIT-BIH 心电数据库：是目前在国际上应用最多的数据库，由很多子数据库组成，每个子数据库包含某类特定的心电记录。应用最多的是心律失常数据库和 QT 数据库，国内外许多心电方面的研究都是基于该数据库实验数据的来源和各类识别算法的检测标准。②美国心脏学会的心律失常心电数据库：其开发目的是评价室性心律失常探测器的检测效果。③欧盟的心电图通用标准（common standards for electrocardiography，CSE）心电数据库：包含 1000 例短时间的心电记录，采用 12 导联或 15 导联，其开发目的是评价心电图自动分析仪的性能。

其他心电数据库，①欧盟的 ST-T 心电数据库：是用于评价 ST 段和 T 波检测算法性能的数据库。②心脏性猝死动态心电数据库：世界范围内每年 40 万人猝死，PhysioNet 进行心脏性猝死的数据库建设，支持和刺激这一重要领域的电生理研究。③PTB 心电诊断数据库：德国联邦物理技术学院提供的数字化心电数据库，目的在于算法标准的研究与教学。数据来自柏林自由大学附属本杰明富兰克林医院心脏内科。④PAF 预测挑战数据库：是 2001 年针对自动预测阵发性心房颤动（predicting paroxysmal atrial fibrillation，PAF）的开放性竞赛，竞赛的意义是刺激并促进美国在这个重大临床问题上的探索，并培养友好竞争及广泛合作的环境。

心电数据库存储的一段心电图条图要求包括如下数据：①用于管理的数据，如姓名、年龄、出生年月、身份证号（医保号码）等；②不变的医疗数据，如性别、血型、过敏史等；③可变的医疗数据，如历次心电图诊断、相关临床诊断等。数据的存储必须符合一定的标准和要求，要利于国内外不同中心对心电图研究结果进行交流和对比，如心电图记录的时间，患者性别、种族、出生年月、识别码，与疾病相关的临床病理资料，数字化记录和保存，心电图可随时打印在记录纸上等。对于图形记录要求采样频率不低于 500Hz、频响范围 0.05～150Hz（0.05～250Hz）、12 导联同步记录、记录时间不少于 10s、具有通信功能（可压缩传输并精准还原）、低噪声、无基线漂移等。数据库的数据是动态、不断增加的，要求多个部位存放并能按既定规则和定义提取或按用户自定义提取。

　　根据研究方向不同，心电数据库建立的要求也有所不同。例如，心血管疾病流行病学研究首先应建立入选样本的基础心电图，并按预定计划定期随访采集系列心电图录入数据库，以便进行不同时期心电图的比较及调查心电图变化与临床资料的关系；建立正常人心电图标准值范围则需要数据库包含足够大的样本量，并且要考虑到不同性别和年龄组的样本分布数，以符合正常值研究的统计学要求；用于判断心电图诊断及仪器标准的心电数据库还应满足有关机构制定的标准，包括心电图的数据采集、储存、传送格式等标准；若要研究心电图与临床疾病的潜在关系，则心电图数据库除包括明确的临床诊断证据外，还应有一定的样本数，最好还能收集到合并不同疾病或病理状态的心电图等。

三、远程心电大数据

　　越来越多的大型医院通过构建区域性的心电信息诊断平台，除了接收本院门诊、病房的心电资料外，还可接收社区、患者家庭等不同地方传输过来的心电图，从而可以进行集中诊断，实现区域化的心电图数字化存储和信息化共享。一方面可以实现远程监护，服务基层，节省医疗时间和空间及其他成本；另一方面可以实现基层医院和大医院之间的数据共享，将相应的数据列入标本库，为大数据科研服务。

　　2003 年，山西医科大学第二医院成立了远程心电监护中心，建有几十个分站，遍布县乡级医院、社区卫生服务中心和厂矿卫生院；2006 年，武汉亚洲心脏病医院开展远程心电监测工作，并于 2009 年成立了湖北省远程心电会诊中心，截至 2018 年底已与全国近 400 家基层医疗机构合作，辐射 15 个省市，覆盖人数近 2000 万。近年来，多个地区相继成立心电会诊中心，2012 年 7 月由第三军医大学大坪医院承建的西南地区远程心电会诊中心成立，形成了覆盖西南各省（市）三甲医院、区县医院、社区卫生服务中心、乡镇卫生院和村卫生室的多级区域协同医疗服务网络，解决了西南地区广大基层和边远乡村心电图检查诊断的难题，提升了西南地区心血管疾病诊疗水平和防治能力；2016 年 7 月，广东省家庭医师远程心电监测平台正式启动，与 30 余家医疗机构建立了合作关系。目前，其已与 200 多家医疗机构达成合作，覆盖人数达 800 多万。

　　通过远程传输和会诊的方式可以使更多的病例集中存储和管理，不仅包括心电图，同时还包括病例信息、基础疾病，甚至就诊时间、就诊周期和就诊地点等，而且这些数据持续不断产生，暴发性增长形成了大数据分析所需要的"海量"。

四、大数据分析

1. 数据分析　是指用适当的统计方法对收集的大量第一手资料和第二手资料进行分析，以求最大化地开发数据资料的功能，发挥数据的作用，是为了提取有用信息、形成结论而对数据加以详细研究和概括总结的过程。数据分析针对某个问题及未来要进行的某项行为，一般包括明确分析目的与框架、数据收集、数据处理、数据分析、数据展现和撰写报告共 6 个阶段。一份好的数据分析报告首先需要有一个好的分析框架，层次明晰，能够让阅读者一目了然；其次，结构清晰、主次分明，可以使阅读者正确理解报告内容；最后，分析报告要图文并茂，可以令数据更加生动，提高视觉冲击力，有助于读者更形象、直观地看清问题和结论，从而进行思考。

2. 大数据分析　大数据的精髓在于分析信息时的 3 个转变：不是随机样本而是全部数据，不是精确性而是混杂性，不是因果关系而是相关关系。

传统的数据分析要求准确，但是，当样本是全部而不是"随机"或"抽样"时，并非所有的医疗数据都十分理想，会有很多瑕疵甚至是错误。例如，远程传输的心电图片段仍存在各种问题，主要是资料不完整，包括心电图机自动分析时未逐搏标记；或者自动标记测量的心搏不可避免地存在错漏，而人工纠正时又不能保证所有数据为同一人测量，即存在人工测量个体差异等；上传到会诊中心的病历资料不完整；操作的规范性等原因可能导致原始采集数据的准确性、可靠性得不到保证等。但是，大数据时代的研究数据如此之多，不必像"小数据"时代那样热衷于追求精确度，要允许"不精确"，不再对一个现象刨根问底，只要掌握大体的发展方向即可。

当数据的产生呈暴发式增多时，会包含各种混杂的数据，而多样化的数据来源正是大数据的威力所在，进行数据相关性研究可以提供意想不到的额外信息。例如，交通状况与其他领域的数据都存在较强的关联性。研究发现，可以从供水系统数据中发现早晨洗澡的高峰时段，加上一个偏移量（通常是 40～45min）就能估算出交通的早高峰时段；同样可以从电网数据中统计出傍晚办公楼集中关灯的时间，加上偏移量可估算出晚上的堵车时段。所以，适当忽略微观层面上的精确度会让我们在宏观层面拥有更好的洞察力，这并非放弃精确度而是不再执着于此。

五、心电图智能化诊断

1. 心电图自动分析　是至今为止计算机在医学领域应用最成功的范例之一，

其融合了传感器技术、信号处理技术、描记技术及逻辑判断技术（人工智能）等最新的研究成果。心电自动分析软件利用计算机分析并显示心电图，测量必要的参数，再根据临床标准做出正确的诊断或评价。心电自动分析软件减少了医师的工作量，提高了临床指标分析的精度。

目前国外主要的心电分析程序有飞利浦公司的 DXL ECG Algorithm，GE 公司的 Marquette 12SL ECG Analysis Program，Glasgow 12-lead ECG Analysis Program，HES Hannover ECG System，Mortara 公司的 VERITAS Algorithm，日本福田电子株式会社的 The Advanced ECG Analysis Program（Ver.S2），日本光电工业株式会社的 Electro Cardiograph Analysis Program System（ECAPS）12C 等。国内主要的心电分析程序有理邦精密仪器股份有限公司的 Smart ECG 心电数据管理系统软件、科曼的 ECG V8.0 心电自动分析软件、迈瑞心电图机运用的 Glasgow 算法等。

飞利浦公司的 DXL ECG Algorithm、GE 公司的 Marquette 12SL ECG Analysis Program 和 Glasgow 12-lead ECG Analysis Program 可以称为目前主流心电分析软件的"三驾马车"。

自 1980 年 Marquette 12SL ECG Analysis Program 出现至今，GE 公司仍然领先计算机心电分析方面的发展。Marquette 12SL ECG Analysis Program 满足当前 15 导联的标准且能够分析儿科患者；有被证实准确的临床金标准，并且包含多种疾病和各种程度异常的 ECG 数据库检测；心律失常分析包括节律诊断、起搏检测、Q-T 间期测量；显示额外的发现，有针对性的心电图跟踪回顾；准确地测量心率、电轴、间期和持续时间；急性心肌梗死成人性别和年龄解释标准被用于在院前心脏除颤器中识别临床上的显著改变和在恶劣环境下对患者及时地治疗。

飞利浦 DXL 心电算法依据最新研究和相关的指南（如 2007 AHA/ACCF/HRS 指南第 II 部分第 1 点，2009AHA/ACCF/HRS 指南第 VI 部分第 2 点）不断更新。算法中新增的右心室导联和后壁导联提高了右心和后壁心电的分析诊断能力；ST-Maps 可直观地显示额面和横面上 ST 段的改变，从而可以通过视觉快速进行 ST 段变化的评估；DXL 算法的 STEMI-CA 标准能识别可能的犯罪冠脉或可能引起功能性缺血的解剖位置；DXL 算法使用性别特异性的电轴偏移，同时还有心肌梗死标准、用于检测左心室肥大的 Cornell 性别特异性标准及 Rochester 和 Rautaharju 检测 Q-T 间期延长的标准；在 DXL 算法中引入典型的 15 导联儿科应用，确保年龄相关的解释标准可以用于分析采集的波形；设计了多种分析心房起搏、心室起搏和 A-V 间期模式的算法，同时所有采集心电的导联都有一个精密的、抗干扰能力强的起搏脉冲检测器，确保各导联采集的心电脉冲剔除了干扰；在心电图报告上可以独立、明显显示关键值（危急值），该值可以提醒临床医师注意需要紧急处理的临床事件。

Glasgow 12-lead ECG Analysis Program 是被研究者不断研究和改进而产生的

产品。连续的改良是由格拉斯哥大学 Macfarlane 教授的研究团队进行的。神经网络的研究改善了房颤报告的准确性，显著提高了心电图分析的重复性。Macfarlane等提出了综合心电学（comprehensive electrocardiology），Glasgow 程序率先使用年龄和性别来提高对于心肌梗死和其他心脏疾病诊断的准确性。Glasgow 心电分析程序自 2000 年以来的改进事项包括：①对于心房扑动的检测，在维持较高特异性的同时提高了其灵敏度；②对于年龄和性别在 ECG 测量中的效果发表了更多的报告；③与 Physio-Control 合作，Glasgow 程序引进了一个独特的信息，即对于ST 段抬高的心肌梗死用年龄和性别来解释；④Sgarbossa 的标准被加到程序中，以便能够检测出患有左束支传导阻滞患者的急性心肌梗死等。

截至目前，借助计算机辅助的心电图自动分析并不能完全取代人工判读，原因在于：①计算判断的准确性需要统计学方法来评价；②计算机不具备对患者所有临床情况进行分析的能力。然而，大数据时代的到来有可能改变这种人工干预的程度，提升计算机自动分析的准确性。

2. 心电图智能化诊断——人工智能交互，深度学习　心电图自动分析的完成基于系统中已经设定的测量和诊断标准，将实际采集的数据与系统中的数据进行对照，达到或符合某一条或几条标准就给出相应的诊断提示。这种方式需要不断编译和更新数据库的"标本"信息。例如，飞利浦 DXL 算法会依据指南而不断更新；微软的拼写检查程序也需要与频繁更新的字典正确拼写相比较，以对用户键入的字符流进行判断。这种方式需要花费巨资进行创建和维护。而谷歌则依据每天处理的 30 亿查询中输入搜索框中的错误拼写，用一个巧妙的反馈循环就可以将用户实际想输入的内容告知系统，将错别字作为"相关词"进行处理，几乎是用"免费"的方式获得了这种拼写检查。这种用户在线交互的方式可以使机器不断地"从数据中学习"。

在这个时代，学习和思考已经不是人类的特权，人工智能拥有人类已有的能力已成为可能。IBM Watson 可以在 17s 内阅读 3469 本医学专著、24.8 万篇论文、69 种治疗方案、61 540 次试验数据、10.6 万份临床报告。通过海量汲取医学知识，包括 300 多份医学期刊、200 多种教科书及近 1000 万页文字，IBM Watson 在短时间内可以迅速成为肿瘤专家。

大数据的出现使人类第一次有机会和条件在非常多的领域和非常深入的层次获得和使用全面数据、完整数据和系统数据，深入探索现实世界的规律，获取过去不可能获取的知识，得到过去无法企及的商机。

2017 年，人工智能第一次出现在两会政府工作报告中，关注人工智能的科技界因此热血沸腾；世界癌症日 2 月 4 日当天，IBM Watson 医师第一次在中国"出诊"，仅用 10s 就开出癌症处方；*Science* 杂志报道了英国诺丁汉大学流行病学家Stephen Weng 博士团队发表在 *PLoS ONE* 上的重要研究成果，该团队对机器学习算法应用电子病历的常规数据进行分析，发现与当前的心脏病预测方法相比，深度学习算法不仅可以更准确地预测心脏病发病风险，还可以降低假阳性患者数量。

为了使计算机能够理解人的意图，人类就必须要将需解决问题的思路、方法和手段通过计算机能够理解的形式告诉计算机，使得计算机能够根据人的指令一步一步工作，完成某种特定的任务。

斯坦福大学的一个联合研究团队开发出皮肤癌诊断准确率媲美人类医师的人工智能，相关成果刊发在 *Nature* 杂志上，题为《达到皮肤科医师水平的皮肤癌筛查深度神经网络》。他们通过深度学习的方法，用近 13 万张痣、皮疹和其他皮肤病变的图像训练机器识别其中的皮肤癌症状，在与 21 位皮肤科医师的诊断结果进行对比后，发现这个深度神经网络的诊断准确率与人类医师不相上下，达 91% 以上；在洛杉矶儿童医院，数据科学家 Melissa Aczon 和 David Ledbetter 提出一种人工智能系统，这个系统可以让医师们更好地了解哪些孩子的病情可能会恶化。他们使用了儿科重症监护病房（PICU）超过 12 000 名患者的健康记录，机器学习程序在数据中发现了相关规律，成功识别出即将死亡的患者。该程序预测死亡的准确率达到 93%，明显比目前在医院 PICU 中使用的简单评级系统表现更好。

目前应用于医疗的人工智能大多是为了解决医师的工作效率问题，扩大工作内容的广度，增加工作内容的深度。权威杂志 *Science* 于 2017 年刊登了一篇关于中国第三军医大学罗阳团队的最新研究成果：利用人工智能在 30s 内鉴定血型，准确率超过 99.9%。这对于急需输血抢救的患者意义重大，可以为患者节省 3～15min，增加他们的生还概率，同时也可用于抢险救灾、战场急救等急需验血的情况。2017 年，FDA 首次批准了一款心脏磁共振影像人工智能分析的软件 Cardio DL，这款软件可用于医学图像分析，并为传统的心脏 MRI 扫描影像数据提供自动心室分割的分析，这一步骤与传统的放射科医师手动完成的结果一样精准。这款人工智能心脏 MRI 医学影像分析系统不但得到了 FDA510（K）的批准，还得到了欧洲的 CE 认证和批准，标志着该软件将被允许用于临床。

人工智能基于大数据，而大数据的核心就是预测。越来越多的数据挖掘趋于前端化，即提前感知预测并直接提供服务对象所需的个性化服务。例如，对绝大多数商品来说，找到顾客"触点"的最佳时机并非在结账后，而是在顾客逛街时；电子商务网站从点击浏览历史和行为（如放入购物车）中实时发现顾客的即时购买意图和兴趣，并据此推送商品。计算机需要"知道"客户的想法，从而不断学习和改进更新。但是，这种学习并非是教机器人像人一样思考，而是将数学算法运用到海量的数据中来预测事情发生的可能性。这种预测的准确性是建立在海量数据的基础之上，并随着数据的增加，通过"反馈学习"机制，利用自己产生的数据判断自身算法和参数选择的有效性，并实时进行调整，持续改进。2009年甲型 H1N1 流感爆发前几周，谷歌的工程师们在 *Nature* 杂志发表了一篇论文，研究特定检索词条的使用频率与流感在时间和空间上的传播之间的联系，利用海量数据进行分析，预测冬季流感的传播及范围，甚至可以具体到特定的地区。相较于滞后的官方信息，谷歌成为一个更有效、更及时的风向标。

国内已经有不少企业开始涉足医疗领域的人工智能应用。斯坦德利医疗"岐伯"人工智能引擎自推出以来就引起关注。"岐伯"人工智能引擎主要是将自然语言处理、认知技术、自动推理、机器学习、信息检索等技术应用于临床资料的深度学习，包括医学专著、论文、治疗方案、试验数据、临床报告、医学期刊、教科书等多种医学资料。在假设认识和大规模证据搜集、分析、评价的人工智能系统中推导出辅助诊断、治疗、预防的基于心脑血管疾病的建议。

武汉亚洲心脏病医院于 2017 年 4 月开始尝试应用"岐伯"人工智能引擎验证室性期前收缩起源的自动定位诊断，结果令人满意。目前心电图的自动分析和测量主要针对 QRS 形态正常的心搏，而对于异常的室性期前收缩的 QRS 则无相关自动分析。研究者选择了 410 例经过心内电生理检查并成功行射频消融术的起源于流出道不同部位的室性期前收缩病例，其体表心电图根据指南及专家建议进行包括 R 波时限、QRS 波时限、R 波时限指数、R 波波幅、S 波波幅、R/S 波幅指数、窦性移行区指数、室性移行区指数、V_2S、V_3R、V_2S/V_3R 指数及 V_2 过渡比等参数的自动测量分析和计算，并与人工测量结果进行对照。由于原始数据为非格式化数据，主要有 jpg 和 bmp 两种格式，每幅图像的尺寸、像素、灰度、噪声等皆不相同，导致有些病例由于图像本身或算法适用性原因未能入组，所以最终得到 383 组（383/411，约 93.19%）共 4596 个数据，绝大多数病例可以做到在 1min 内完成提取和计算的过程。对每种 ECG 参数的自动与手工测量值（分别去除最大和最小的 10 组数据）进行统计学分析，结果提示自动测量和人工测量结果无显著性差异。

这种预试验的结果给予我们极大信心，即可以通过大数据技术对心电图进行分析，提出一种概率预测模型来简单地判断心电图正常的患者患病的可能性，以及心电图异常的患者康复（心电图恢复正常）的可能性，从而建立预测分层体系。

大数据的意义在于提供"大见解"：从不同来源收集信息，然后进行分析，以揭示用其他方法发现不了的趋势。在利用大数据发掘价值的所有行业中，医疗行业有可能实现最大的回报。凭借大数据，医疗服务提供商不仅可以知道如何提高盈利水平和经营效率，还能找到直接增进人类福祉的方法。

总之，"人工智能+医疗"不是噱头，而是未来。心电图作为一个在技术上实现自动化分析相对成熟的心血管疾病检查项目，试接轨人工智能，从心电信息切入，全面整合疾病相关资料，实现心血管疾病风险防控和慢病管理。

（刘　鸣）

参 考 文 献

埃里克·托普，2013. 颠覆医疗. 张南，魏薇，何雨师译. 北京：电子工业出版社.

巴兴强，朱海涛，李桑，等，2015. 基于出租车 GPS 大数据的城市道路交通运行状态判别方法刍议. 森林工程，
　（5）：110-113.

管西芬，刘法胜，2016. 基于大数据下的交通状态效益分析. 山东交通科技，（2）：32-33.

刘鸣，张林，余秀明，2016. 建立远程心电监测系统平台的意义（一）. 中国心血管病研究，14（11）：961-964.

王妍颖，黄宇，2016. 基于大数据下的北京交通拥堵评价指标分析. 交通运输系统工程与信息，16（4）：231-240.

维克托·迈尔·舍恩伯格，肯尼思·库克耶，2013. 大数据时代. 盛杨燕，周涛译. 杭州：浙江人民出版社.

赵庶旭，董亮，2016. 城市交通 GPS 数据可视化分析. 计算机应用与软件，33（10）：279-283.

朱泽煌，胡广书，郭恒，等，1993MIT-BIH 心电数据库的开发及用作检测标准. 中国生物医学工程学报，12（4）：
　244-249.

Esteva A，Kuprel B，Novoa RA，et al，2017. Dermatologist-level classification of skin cancer with deep neural networks.
　Nature，542（7639）：115-118.

Goldberger AL，Amaral LA，Glass L，et al，2000. PhysioBank，PhysioToolkit，and PhysioNet：components of a new
　research resource for complex physiologic signals. Circulation，101（23）：E215-E220.

HDLV，ledbetter D，Aczon M，et al，2018. The dependence of machine learning on electronic medical record quality.
　AMIA Annu Symp Proc，2017：883-891.

Kligfield P，Badilini F，Rawlandson I，et al，2014. Comparison of automated measurements of electrocardiographic
　intervals and durations by computer-based algorithms of digital electrocardiographs. Am Heart J，167（2）：150-159.

Norman JE，Bailey JJ，Berson AS，et al，1998. NHLBI workshop on the utilization or ECG databases：preservation and
　use of existing ECG databases and development of future resources. J Electrocardiol，31（2）：83-89.

Willems JL，Arnaud P，van Bemmel JH，et al，1987. A reference data base for multilead electrocardiographic computer
　measurement programs. J Am Coll Cordiol，10（6）：1313-1321.

Zhang H，Qin X，Zou Y，et al，2017. A dye-assisted paper-based point-of-care assay for fast and reliable blood grouping.
　Sci Transl Med，9（381）.